中国医学临床百家

张柳 / 著

骨代谢调节剂与骨关节炎
张柳 2020 观点

科学技术文献出版社
SCIENTIFIC AND TECHNICAL DOCUMENTATION PRESS
· 北京 ·

图书在版编目（CIP）数据

骨代谢调节剂与骨关节炎张柳2020观点 / 张柳著. —北京：科学技术文献出版社，2020. 4

ISBN 978-7-5189-6344-7

Ⅰ. ①骨…　Ⅱ. ①张…　Ⅲ. ①代谢调节—药物—应用—关节炎—治疗
Ⅳ. ① R684.305

中国版本图书馆 CIP 数据核字（2019）第 286021 号

骨代谢调节剂与骨关节炎张柳2020观点

策划编辑：蔡　霞　　责任编辑：蔡　霞　　责任校对：张吲哚　　责任出版：张志平

出 版 者　科学技术文献出版社
地　　址　北京市复兴路15号　邮编　100038
编 务 部　(010) 58882938，58882087（传真）
发 行 部　(010) 58882868，58882870（传真）
邮 购 部　(010) 58882873
官方网址　www.stdp.com.cn
发 行 者　科学技术文献出版社发行　全国各地新华书店经销
印 刷 者　北京虎彩文化传播有限公司
版　　次　2020 年 4 月第 1 版　2020 年 4 月第 1 次印刷
开　　本　710 × 1000　1/16
字　　数　96千
印　　张　10.5　彩插16面
书　　号　ISBN 978-7-5189-6344-7
定　　价　98.00元

序

Preface

韩启德

欧洲文艺复兴后，以维萨利发表《人体构造》为标志，现代医学不断发展，特别是从19世纪末开始，随着科学技术成果大量应用于医学，现代医学发展日新月异，发生了根本性的变化。

在过去的一个世纪里，我国现代化进程加快，现代医学也急起直追。但由于启程晚，经济社会发展落后，在相当长的时期里，我国的现代医学远远落后于发达国家。记得20世纪50年代，我虽然生活在上海这个最发达的城市里，但是母亲做子宫切除术还要到全市最高级的医院才能完成；我患猩红热继发严重风湿性心包炎，只在最严重昏迷时用过一点青霉素。20 世纪 60—70 年代，我从上海第一医学院毕业后到陕西农村基层工作，在很多时候还只能靠“一根针，一把草”治病。但是改革开放仅仅 40 多年，我国现代医学的发展水平已经接近发达国家。可以说，世界上所有先进的诊疗方法，中国的医生都能做，有的还做得更好。更为可喜的是，近年来我国医学界开始取得越来越多的原创性成果，在某些点上已经处于世界领先地位。中国医生已经不再盲从发达国家的疾病诊疗指南，而能根据我们自己的经验和发现，根据我国自己的实际情况制定临床标准和规范。我们越来越有自己的东西了。

要把我们“自己的东西”扩展开来，要获得越来越多“自己的东西”，就必须加强学术交流。我们一直非常重视与国外的学术交流，第一时间掌握国外学术动向，越来越多地参与国际学术会议，有了“自己的东西”也总是要在国外著名刊物去发表。但与此同时，我们更需要重视国内的学术交流，第一时间把自己的创新成果和可贵的经验传播给国内同行，不仅为加强学术互动，促进学术发展，更为学术成果的推广和应用，推动我国医学事业发展。

我国医学发展很不平衡，经济发达地区与落后地区之间差别巨大，先进医疗技术往往只有在大城市、大医院才能开展。在这种情况下，更需要采取有效方式，把现代医学的最新进展以及我国自己的研究成果和先进经验广泛传播开去。

基于以上考虑，科学技术文献出版社精心策划出版《中国医学临床百家》丛书。每本书涵盖一种或一类疾病，由该疾病领域领军专家撰写，重点介绍学术发展历史和最新研究进展，并提供具体临床实践指导。临床疾病上千种，丛书拟以每年百种以上规模持续出版，高时效性地整体展示我国临床研究和实践的最高水平，不能不说是一个重大和艰难的任务。

我浏览了丛书中已经完稿的几本书，感觉都写得很好，既全面阐述有关疾病的基本知识及其来龙去脉，又介绍疾病的最新进展，包括笔者本人及其团队的创新性观点和临床经验，学风严谨，内容深入浅出。相信每一本都保持这样质量的书定会受到医学界的欢迎，成为我国又一项成功的优秀出版工程。

《中国医学临床百家》丛书出版工程的启动，是我国现代医学百年进步的标志，也必将对我国临床医学发展起到积极的推动作用。衷心希望《中国医学临床百家》丛书的出版取得圆满成功！

是为序。

作者简介

Author introduction

张柳，博士，教授，骨外科主任医师，博士研究生导师，享受国务院政府特殊津贴专家。现任应急总医院（原煤炭总医院）院长、国家矿山医疗救护中心主任。河北医科大学博士研究生导师，华北理工大学硕士研究生导师。

现兼任中华医学会创伤学分会煤炭创伤学组组长、中华医学会骨科学分会骨质疏松学组委员、中国老年学学会老年脊柱关节疾病专业委员会常务委员，担任《中国修复重建外科杂志》《中国骨质疏松杂志》《中国综合临床》等杂志编委。担任 *Osteoarthritis and Cartilage*、*J Bone Miner Res*、*Orthopaedic Surgery*、*Clinical and Experimental Medicine* 等SCI杂志审稿人。

多年来，率领团队致力于中老年多发疾病包括骨质疏松症、骨关节炎、脊柱退行性变的基础与临床研究，擅长四肢与关节损伤、高龄脊髓型颈椎病、膝及髋关节置换手术。研究团队重点针对骨质疏松性骨折的发病率及变化趋势、骨关节炎与椎间盘退变的发病机制及防治措施开展了系列研究。

迄今承担国家自然科学基金2项，河北省自然科学基金重点项目1项，其他省部级课题7项。2011年获得河北省科技进步一等奖1项（骨质疏松与骨质疏松性骨折的药物防治及其作用机制的系列研究），2015年获得中华医学科技一等奖1项，2016年获得国家技术发明二等奖1项（骨折微创复位固定核心技术体系的创建与临床应用）。

迄今共发表论文200余篇，其中在骨科权威杂志 *J Bone Miner Res*、*Osteoarthritis and Cartilage*、*Bone*、*Spine*、*Eur Spine*、*Spine J*、*Osterporosis Int* 等SCI收录30余篇。主编《实用矿山医疗救护》、副主编《煤矿创伤学》及参编 *Mechanical Loading of Bones and Joints* 著作。培养博士研究生16名，硕士研究生80余名。

前言

Forword

骨关节炎是中老年多发关节退行性疾病之一。随着我国人民生活水平的不断提高，医疗条件日趋完善，人口寿命逐步延长乃至老龄化加剧，骨关节炎发病率也必然随之升高。其严重损害患者身心健康，也带来了沉重的家庭和社会负担。

骨关节炎的主要病理改变包括关节软骨降解、软骨下骨硬化、骨赘形成，以及附带软组织的退变。作为关节软骨的比邻结构，软骨下骨的主要作用是吸收外界应力、缓冲对软骨的震荡和维持关节正常形状，其骨代谢状态乃至结构和力学性能的变化，直接影响其承载和缓冲负荷，进而保护关节软骨的生物学功能。软骨下骨重建活跃并最终增生、硬化，导致关节软骨生物力学环境被破坏，是骨关节炎发生发展的重要因素。因此，未来骨关节炎的治疗靶标应该包括关节软骨和软骨下骨两个方面。然而，骨代谢调节药物能否在治疗骨质疏松的同时，干预骨关节炎的病理进程，这是一个有待探索的课题。

课题组经过多年来对多种抗骨质疏松或潜在抗骨质疏松药物的研究发现，阿伦磷酸钠（Alendronate，ALN）、降钙素（Calcitonin，CT）、甲状旁腺激素（1–34）[Parathyroid hormone（1–34），PTH（1–34）] 在个别骨关节炎模型表现出对骨和软骨双靶向调控作用，并可延缓或部分阻止骨关节炎进程。与此同时，部分研究结果提示某些骨代谢调节剂表现出促进骨赘形成等不良作用，这些对后续研究乃至骨代谢调节剂在骨关节炎治疗中的应用，都提出了新的挑战。

本书内容结合我们团队多年的研究成果与国内外同行的重要相关结果，就骨关节炎的流行病学现状、发病机制、动物模型、骨代谢调节剂治疗骨关节炎的现状与应用前景，做了深入总结和分析，并简要介绍了干细胞和小分子治疗概况。本书重点针对骨代谢调节剂在骨关节炎治疗中的应用前景提出了一些个人观点，希望能对本领域同行有所帮助和启示。作为医者，我以为，应积极跟踪国内外医学研究前沿，为应对人口老龄化，最大限度降低健康危险因素，尽自己的绵薄之力。

感谢我的学生田发明、勾禹、卑明健、邵李涛博士对本书的组稿、审校，同时感谢所有硕士研究生、博士研究生，与他们在一起讨论课题、完成论文发表等工作，朝夕相处，他们热爱骨科事业，勤于学术探索，朝气蓬勃，也时刻激励着我，和他们在一起的时间，也是我最放松和幸福的时刻。

书中参考了一些著作、文献，在此向相关学者谨致以谢忱。唯因本人学识有限、见闻不广，不免挂一漏万且书中个人管见。偏颇在所难免，敬希批评指正。

張柳

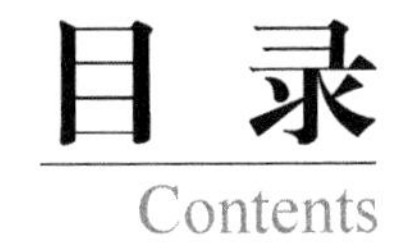

目录

Contents

骨关节炎概论

1. 骨关节炎是以关节疼痛为主要症状的退行性疾病

骨关节炎（osteoarthritis，OA）是由多种因素引起的关节软骨纤维化、皲裂、溃疡、脱失而导致的以关节疼痛为主要症状的退行性疾病。病因尚不明确，其发生与年龄、肥胖、炎症、创伤及遗传因素等相关。病理特点为关节软骨变性破坏、软骨下骨硬化或囊性变、关节边缘骨质增生、滑膜病变、关节囊挛缩、韧带松弛或挛缩、肌肉萎缩无力等。

OA 是困扰老年人群的一种最常见的退变性疾病，据报道，75 岁以上人群中 OA 的患病率高达 80%。OA 可累及膝、髋、腕掌和跖趾关节等，其中最常见的类型为膝关节 OA。2010 年 WHO 报告估计全世界可由影像学确诊的症状性膝关节 OA 的发病率约为 3.8%，位列致残性疾病的第 11 位，而 OA 在亚洲地区则上升为第 6 大致残性疾病。

与健康人群相比，OA 患者具有更高的死亡率，膝、髋 OA 患者的总体死亡率是健康人群的 1.55 倍。OA 在对患者生活质量产生巨大影响的同时，也对社会造成了不小的冲击。在美国，1997 年因膝、髋关节置换产生的医疗费用约为 79 亿美元，而到了 2004 年这一费用则迅速飙升到了 226 亿美元。在亚洲地区，2003 年香港特别行政区因 OA 产生的医疗费用为 32 亿～ 39 亿港元。随着社会的进步及经济的发展，OA 造成的影响将在我国内地逐渐显现，不容忽视。

2. 骨关节炎的症状、诊断与分期

（1）OA 的症状主要是关节疼痛及压痛、关节活动受限、关节畸形、骨摩擦音（感）、肌肉萎缩等

1）关节疼痛及压痛

关节疼痛及压痛是 OA 最为常见的临床表现，发生率为 36.8% ～ 60.7%；疼痛在各个关节均可出现，其中以髋、膝及指间关节最为常见。初期为轻度或中度间断性隐痛，休息后好转，活动后加重；疼痛常与天气变化有关，寒冷、潮湿环境均可加重疼痛。OA 晚期可以出现持续性疼痛或夜间痛，关节局部可有压痛，在伴有关节肿胀时尤其明显。

2）关节活动受限

常见于髋、膝关节。晨起时关节僵硬及发紧感，俗称晨僵，活动后可缓解。关节僵硬持续时间一般较短，常为几至十几分

钟，极少超过30分钟。在疾病中期可出现关节绞锁，晚期关节活动受限加重，最终导致残疾。

3）关节畸形

关节肿大以指间关节OA最为常见且明显，可出现Heberden结节和Bouchard结节。膝关节因骨赘形成或滑膜炎症积液也可以造成关节肿大。

4）骨摩擦音（感）

常见于膝关节OA。由于关节软骨破坏，关节面不平整，活动时可以出现骨摩擦音（感）。

5）肌肉萎缩

常见于膝关节OA。关节疼痛和活动能力下降可以导致受累关节周围肌肉萎缩，关节无力。

（2）OA的影像学检查

1）X线检查

临床明确诊断OA的“金标准”，首选为影像学检查。在X线片上OA的三大典型表现为：受累关节非对称性关节间隙变窄；软骨下骨硬化和（或）囊性变；关节边缘骨赘形成。部分患者可有不同程度的关节肿胀，关节内可见游离体，甚至关节变形。

2）磁共振成像（Magnetic Resonance Imaging，MRI）

表现为受累关节的软骨厚度变薄、缺损，骨髓水肿，半月板损伤及变性，关节积液及腘窝囊肿。MRI对于临床诊断早期OA

有一定价值，目前多用于 OA 的鉴别诊断或临床研究。

3）X 线计算机断层摄影（Computed Tomography，CT）

常表现为受累关节间隙狭窄、软骨下骨硬化、囊性变和骨赘增生等，多用于 OA 的鉴别诊断。

（3）OA 的实验室检查

OA 患者血常规、蛋白电泳、免疫复合物及血清补体等指标一般在正常范围内。若患者同时有滑膜炎症，可出现 C 反应蛋白（C-reactive protein，CRP）和红细胞沉降率（erythrocyte sedimentation rate，ESR）轻度增高。继发性 OA 患者可出现与原发病相关的实验室检查异常。

（4）OA 的诊断要点

OA 诊断需根据患者病史、症状、体征、X 线表现及实验室检查做出临床诊断。此外，髋、膝及指关节 OA 的相关诊断标准参照了美国风湿病学会和欧洲抗风湿联盟制定的标准并经部分骨科专家讨论确定。

（5）OA 的临床分级

目前，对 OA 的临床分级有多种方法，包括根据关节镜下关节软骨损伤的 Outbridge 分级、根据 X 线改变的 Kellgren&Lawrence（K&L）分级等。其中，K&L 分级应用较为普遍，该系统可以分为 0 ～ 4 级，其中 K&L ＞ 2 级则诊断为影像学 OA。评估指标包括骨赘、关节间隙及硬化与囊肿等。目前，K&L 分级系统已用于对手关节和髋关节 OA 的诊断，但对于膝关节，该系统仅用于对胫股关节 OA 的诊断，而髌股关节 OA 的诊断则主要根据其 X 线特征。

3. 骨关节炎的患病率逐年增加，发病因素多，经济负担重，综合有效的治疗方法尚有待进一步研究

（1）患病率

OA 是最常见的关节炎形式，涉及全身各种关节，但最常见的是膝、髋、手及足关节。据统计，2005 年美国高达 2600 万人患有 OA。而在中国，一项 2017 年的数据显示，我国 OA 的总患病率为 15%，其中，40 岁以上的人群患病率为 10% ～ 17%，60 岁以上的人群为 50%，75 岁以上的人群则高达 80%。OA 定义、受试者年龄、性别、种族和地理区域等因素均对 OA 患病率的调查结果有一定影响。相对而言，根据影像学 OA 定义诊断的患病率较高，而根据症状性 OA 定义诊断的患病率较低，因后者定义范围较广，既涵盖临床症状（如不适、疼痛与关节僵硬等），又包括影像学 OA 特征。

（2）风险因素

OA 是由机械刺激、细胞与生物化学因素之间复杂的相互作用共同导致的病变，其发生的风险包括系统性因素与局部因素。系统性因素通过增加关节损伤的易感性与对关节组织的直接损伤，或通过损害受损关节组织修复过程诱发 OA。局部因素最常见于生物力学改变，或对关节施加有害的作用力。目前已经确定

了许多特定的风险因素，可控系统性风险因素包括：肥胖、饮食与骨代谢；不可控系统性风险因素包括：年龄、性别、基因与种族；局部风险因素包括：肌肉强度、体力活动 / 职业、关节损伤、下肢力线不齐。

1）个体水平因素

肥胖、饮食与代谢性疾病：肥胖已成为一个全球性的公共健康问题，也是膝、髋等关节发生 OA 的最重要的危险因素之一。许多研究表明，肥胖（BMI ＞ 30）与脊柱 OA、髋 OA 与膝 OA 均存在相关性，但与髋 OA 之间相关性弱于膝 OA。此外，肥胖与影像学、症状性手关节 OA 也具有相关性，这可能是由于肥胖对系统代谢与全身炎症反应有关。同样肥胖也是 OA 进展的风险因素，因此，随着肥胖发病率的增高，未来可能会有更多人受到膝、髋关节 OA 的困扰。最近的荟萃分析显示肥胖与膝关节 OA 的风险之间存在正相关。体重指数（Body Mass Index，BMI）每增加 5 个单位，膝关节 OA 的风险就增加 35%，而且与女性的相关性显著高于男性。在 Framingham 研究中显示，体重减少 5kg 可使膝关节 OA 的发病风险降低 50%。

饮食：研究表明，低水平维生素 C 的摄入与膝关节 OA 进展风险增加相关，而高水平维生素 C 摄入可显著降低膝关节 OA 的关节置换率，并降低膝关节疼痛的风险。众所周知，维生素 D 与关节软骨和骨代谢相关，目前研究表明，低水平维生素 D 摄入可增加膝、髋关节 OA 的发病风险并促进其进展。血清中低水平维生素 D 还可用于预测膝关节 OA 的关节间隙减少与骨赘的增加。然而，另有研究发现低水平维生素 D 受试者在 MRI 上未见明显的软骨丢失。此外，维生素 K 是骨与软骨矿化过程中的重要调控因子，已证明血浆中低水平维生素 K_1（< 0.5 nmol / L）可以增加手部关节 OA 的患病风险。然而，目前未能发现高水平摄入上述任何抗氧化营养物可显著降低膝关节 OA 的发病率的证据。因此，OA 与饮食因素之间的相关性尚需进一步研究。

代谢综合征：研究发现，OA 与代谢综合征之间存在相关性，在平均年龄为 43.8 岁的 OA 患者中，代谢综合征的患病风险增加了 5.26 倍。此外，血管性疾病也可能引发 OA 或加速疾病进展。由于静脉闭塞、淤滞或微栓子导致通过软骨下骨的血流量减少，并可降低关节软骨营养物质的递送。此外，OA 患者往往体力活动较少并且因服用镇痛药物而增加了心血管疾病的风险。有研究表明，OA 与心血管危险因素（如高血压和胆固醇）之间存在较强的相关性。然而，关于糖尿病与 OA 之间关联的临床结果未能得出一致结论。有研究表明糖尿病与 OA 之间存在相关性，并提出高血糖产生的活性氧（ROS）和晚期糖基化终产物，可以诱导软骨退化与降解，然而在其他研究中未能证实该相关性，还需要进一步研究。

年龄：是 OA 较强的风险因素之一。数据表明，手、髋和膝关节 OA 的发病率随着年龄的增长而增加，女性的发病率高于男性，特别是在 50 岁之后。在 80 岁左右 OA 发病率呈现平稳或下降。另有证据表明，影像学与症状性OA的患病率和发病率随年龄增长而显著增加。韩国的一项研究数据显示，年龄与脊柱和膝关节影像学OA相关性分别为1.3和1.4。年龄与OA风险之间的关联是多因素的，包括氧化损伤、软骨变薄、肌肉减弱和本体感受降低。然而，对OA的患病率和发病率随年龄增长而升高的确切机制知之甚少。目前认为是多种因素的综合作用，包括关节组织对应激或生物力学损伤适应的能力降低；维持组织稳态的细胞随着年龄增加而功能下降；与年龄相关的肌肉减少症和骨转换增加等均可能是促进OA发生的因素。

性别：女性膝、髋和手关节OA的发生率高于男性，且在绝经期间急剧增加。女性进入绝经期，OA的患病率和发病率显著增加且均高于同龄男性。此外，在影像学上，女性较男性更易患严重的膝关节OA。绝经期OA发病率的增加提示雌激素缺乏可能是OA发生的危险因素。1926年，研究者首次发现绝经期雌激素水平的改变与OA患病率增加相关，并将女性绝经期罹患的OA命名为绝经期OA，随后女性绝经后罹患的OA又被研究者命名为绝经后OA。不同性别的OA发病率的差异可能是骨骼强度、骨骼排列、韧带松弛、妊娠及神经肌肉强度的不同造成的。另有研究表明，女性膝关节软骨体积小于男性，但目前尚不清楚这是否与软骨丢失相关。目前研究证实雌激素或激素替代疗法（hormone replacement therapy，HRT）对影像学膝、髋关节OA的进展具有延缓作用，提示了雌激素在OA中的重要作用。

然而，最近的系统性评价发现，女性的性激素与影像学手、膝、髋关节 OA 之间没有明确的相关性。

遗传学：在 OA 的进展过程中，遗传因素发挥着重要作用，几乎所有的 OA 均与遗传基因相关。流行病学调查发现，60% 的髋关节 OA、手关节 OA 及 40% 膝关节 OA 与遗传因素有关。基因治疗将会成为未来 OA 药物的治疗靶点，如维生素 D 受体基因、胰岛素样生长因子 -1 基因、Ⅱ型胶原基因及生长分化因子 -5 基因等。目前已经证实特定 OA 与某些特定基因存在相关性，如结节性 OA 与染色体 *2q* 基因、女性髋关节 OA 与染色体 *11q* 基因、膝关节 OA 与染色体 *7q22* 基因和膝、髋关节 OA 与生长分化因子 –5 基因（在关节和骨骼中翻译成骨形态发生蛋白的基因）。还有一些其他遗传信号通路也与 OA 易感性相关，如 *DIO2*、*SMAD3* 和 *ASPN*。由于研究条件的限制，目前缺乏不同种族人群中基因与 OA 之间相关性的证据。

种族与地域性差异：OA 患病率与种族、地域性差异也显著相关。与 Framingham 研究中的白色人种女性受试者相比，中国女性影像学髋、手关节 OA 发病率均显著降低，然而，影像学与症状性膝关节 OA 患病率均显著增高，可能是由于我国女性日常生活中下蹲动作过多，膝关节负荷增加所致。中国男性影像学 OA 患病率与美国白色人种男性相似，而症状性膝、髋关节 OA 的患病率均低于美国白色人种男性。另有研究表明，非洲裔美国女性髋关节 OA 患病率与白色人种女性相似，但非洲裔美国男性，髋关节 OA 发病率略高于白色人种男性。来自亚洲的数据显示，在菲律宾城市人群中膝关节 OA 患病率为 1.4%，伊朗农村社区为 19.3%，造成这种差异的原因可能是经济因素导致的。一项在印度、孟加拉国与巴基斯坦进行的研究表明，膝关节 OA 患病率在农村与城市之间存在差异，在印度城市 OA 患病率（5.5%）高于农村（3.3%），在调整年龄和性别分布后，农村的患病率高于城市。同样在我国，与城市 60 岁以上的男性相比，农村地区同龄人群 OA 患病率是其 2 倍。

吸烟：目前对吸烟与 OA 关系的研究尚无定论，早期有报道吸烟与 OA 呈负相关，但最新的一项荟萃分析中未能发现这一相关性。相反，后续有研究发现吸烟可能与 OA 中软骨缺损及膝关节疼痛风险的增加相关。

2）关节水平的风险因素

肌肉强度下降：有证据表明，肌无力可能是膝关节 OA 发病与进展的潜在因素。目前已经证实影像学膝关节 OA 患者股四头肌肌力比正常受试者弱，而且在症状性膝关节 OA 患者中更加明显。Ikeda 等研究发现，与年龄和体重相匹配的女性相比，在影像学 OA 女性股四头肌横截面积显著减少，并有迹象表明其肌纤维已出现萎缩，同时与对侧经过膝关节置换的下肢相比，患侧下肢的股四头肌横截面积降低 12%。因此，一定程度上可以说明 OA 相关的肌力下降可能与肌肉横截面积减少相关，而膝关节 OA 因疼痛也可导致股四头肌无力，造成肌肉失用性萎缩。然而，在没有疼痛或肌肉萎缩的情况下，在膝关节周围也可发现股四头肌肌力减弱，这可能是由于关节源性的抑制肌肉收缩。股四头肌无力可导致躯体在运动时失稳。因此，股四头肌锻炼可为 OA 高风险的患者提供一些保护性策略。Slemenda 等人研究发现，下肢伸肌力每增加 5 kg，影像学 OA 与症状性 OA 的发病率分别降低了 20% 与 29%。通过运动改善肌肉功能，尤其是肌力，可以显著减轻膝关节 OA 患者的疼痛并促进其功能的恢复和改善。然而，值得注意的是，尽管关节周围肌肉肌力加强有助于关节的稳定，但是肌肉力量过大时会使关节承受更大的负荷，进而有可能导致关节损伤。已有研究表明，在握力较高的男性中，近端指间、掌指和第一腕掌关节影像学上发生 OA 的风险显著增加。

局部机械风险因素：正常情况下，一些因素可对关节起到保护作用，包括关节软骨厚度、相邻关节骨骼的强度、韧带、肌肉及神经。创伤性膝关节损伤是膝关节 OA 发展的最重要的风险因素之一。急性损伤，包括半月板和十字韧带撕裂，骨折与脱位，可增加 OA 进展与出现肌肉骨骼症状的风险。除了创伤对局部组织造成的直接损伤，异常生物力学与关节内负荷分布的改变也增加了 OA 的风险。在膝关节 OA 的发病过程中，最重要的是导致十字韧带损伤的因素，通常伴随着关节软骨、软骨下骨及副韧带的破坏。65% ～ 75% 膝关节交叉韧带损伤的患者中可发现半月板的损伤，且主要发生在青少年中。与普通人相比，在从事高风险运动的人群中发生交叉韧带损伤的概率高达 70%。交叉韧带损伤、创伤性半月板撕裂和关节软骨直接损伤与 OA 的后续进展密切相关，大部分患者在损伤后 10 年内可出现 OA 样改变与功能障碍。此外，关节软骨基质破坏、软骨细胞坏死和蛋白多糖丢失等不可逆性改变与骨髓损伤和软骨损伤进展相关。因此，在膝关节损伤的个体中，早发膝关节 OA 的风险会大大增加。

职业与体力活动：对于某些从事特殊职业与体力劳动的人群，重复与过度的关节负荷同样增加了相关关节发生 OA 的风险。研究发现，与从事一般职业的人群相比，工作职业中需“下蹲”或“跪姿”动作的人群患膝关节 OA 的风险是其 2 倍，尤其需要重体力活动或需要携带重工具职业的人群。长期的下蹲和跪姿动作会对关节造成较大的压力，增加影像学中重度 OA 的风险。髋关节 OA 与长期站立和抬、举动作相关。此外，职业中需要手部灵活性动作的职业与手关节 OA 的发病率相关。研究显示，从事需反复夹钳职业的工人，其影像学手关节 OA 的风险将增加，特别是远端指间关节。此外，一些高强度、重复性的专业体育运动也与 OA 的进展相关，如网球、棒球等球类运动。与普通人相比，专业运动员发生膝、髋关节 OA 的风险显著增加。虽然不清楚此种关联是否与参加体育运动或损伤有关。但是，有研究发现，足球运动员 OA 风险的增加似乎与膝盖损伤相关，而不是由于训练负荷所致。关于体育活动与 OA 之间关系的研究结论尚存争议。研究表明，在健康人群中，适度的休闲跑步运动似乎不会增加膝、髋关节 OA 发生的风险。尚无有力证据表明低 - 中距离长跑与膝、髋关节 OA 之间存在相互关联或因果关系。同时，有报道也表明，在无关节损伤的情况下，由跑步导致 OA 进展的风险很低。同时，关于跑步对踝关节与腰椎关节 OA 进展相关的证据也很有限。

关节力线：膝关节的力线影响关节负荷的分布。在力线正常的膝关节中，60% ～ 70% 的机械负荷通过内侧间室传递。力线不齐可能导致关节内受到异常的机械应力。研究证实，膝关节力线不对称是影像学上膝关节 OA 进展的独立危险因素。膝关节外翻、内翻及任何移位均会影响力学负荷的分布，间室内异常负荷增加会增加关节软骨及其他周围组织的应力，进而导致退行性改变。前瞻性队列研究显示，力线异常与最大压缩应力下的间室结构退变密切相关。膝关节内翻的患者中内侧间室膝关节 OA 的患病率是正常人的 4 倍，而膝关节外翻的患者中外侧间室膝关节关节 OA 的患病率高达 5 倍。一项来自鹿特丹的研究表明，膝关节内、外翻的患者发生影像学膝关节 OA 的比值比分别为 2.06 与 1.54。此外，MRI 上显示的 BML、软骨的急速丢失也与膝关节力线不齐相关。值得注意的是，目前尚未发现纠正力线后可延缓膝关节 OA 进展的证据。关于膝关节 OA 与力线不齐之间的关联尚存争议。

（3）OA 的社会经济负担

膝、髋关节 OA 通常给患者带来严重的生活负担，膝、髋关节在日常活动中负重较大，经常部位疼痛、僵硬导致患者活动功能障碍，严重时需要外科手术干预。全膝关节置换术与年龄、性别的相互关系如图 1 所示。

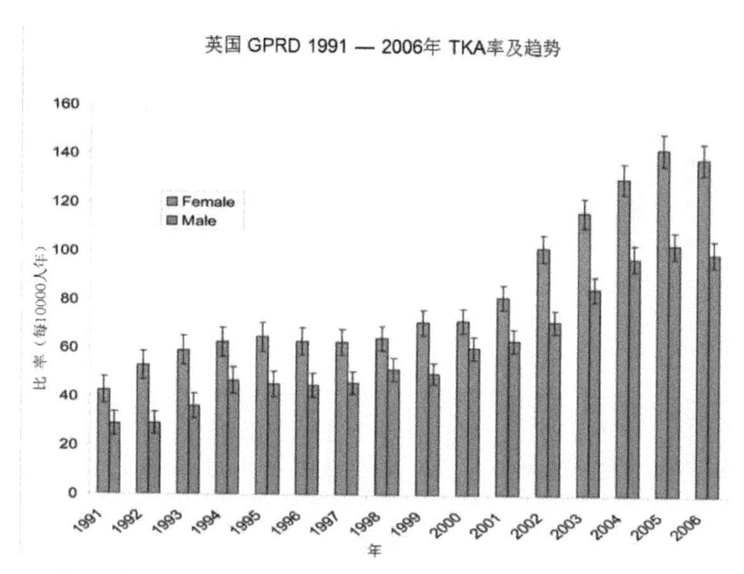

图 1　年龄和性别特异性全膝关节置换术比率（彩图见彩插 1）

[引自：SLEMENDA C，BRANDT K D，HEILMAN D K，et al. Quadriceps weakness and osteoarthritis of the knee. Ann Intern Med，1997，127（2）：97-104.]

已有众多关于老年性 OA 关节疼痛与功能活动障碍的报道。一项纳入了 3907 名受试者（年龄＞ 50 岁）的前瞻性队列研究发现，社区内老年人膝关节疼痛与身体功能持续降低显著相关。老年人 OA 最常受累的是手关节，尽管手关节 OA 症状通常比膝、髋关节受累时致残率低，但它仍然显著影响患者日常活动。

OA 不仅会给身体器官功能带来负担，而且还会对患者心理健康产生不利影响。研究发现，与其他慢性病患者（如糖尿病患者）相比，日常生活中 OA 患者会更容易遭受到心理困扰。对于尚未进行关节置换的 OA 患者，其生活质量评分显著低于健康人。

1）OA 致残的预测因素

目前，通过评估 OA 患者风险因素，在某种程度上可以预测哪些 OA 患者未来更易致残。研究表明，在膝关节 OA 中，与躯体功能较差相关的风险因素，包括患病时的年龄、BMI、膝关节疼痛程度、关节松弛与本体感觉障碍。疼痛和股四头肌肌无力也是重要的风险因素，在社区性老年人研究中发现，两者都是致残的影响因素。随后一项研究证实了躯体习惯和膝关节强度的重要性，并发现自我效能（self-efficacy）也是一项重要的预测指标。综合这些研究结果表明，先天性肥胖症（超重 / 肥胖）和肌力低下可能是致残的特殊风险因素。

2）关节手术对疾病负担的影响

临床上膝、髋关节 OA 的关节成形术数量日益增加，主要用于严重膝、髋关节 OA 患者，当然也存在其他治疗方式，但是总体治疗效果往往不是很理想。目前关于手术标准尚缺乏共识，外科医生主要依据患者的临床症状，如严重疼痛，以及伴随 X 线证据（关节间隙消失）作为手术指征。虽然手术干预后的结果可能有所不同，但是已有研究表明，关节成形术可明显改善患者的疼痛与关节功能，增加身体活动量与提高生活质量。然而，与 OA 总体人数相比，目前接受外科手术的 OA 患者数量相对较少。

骨关节炎发病机制与病理改变

OA 病理特点为形态学、生物学、分子生物学和生物力学多因素诱发的软骨细胞功能与基质成分的改变，进而导致的关节软骨软化、纤维化溃疡形成和关节软骨丧失、软骨下骨硬化或囊性变、关节边缘骨质增生、滑膜病变、关节囊挛缩、韧带松弛或挛缩、肌肉萎缩无力等。目前观点认为，OA 的发生机制是多因素、多水平和多时间点相互交织作用的，因而其发病机制仍十分复杂。从器官水平，则研究可从关节宏观应力和步态等因素为切入点；从组织水平，则主要关注包括滑膜、软骨和软骨下骨等因素；从微观水平，则是针对软骨细胞与细胞外基质（extracellular matrix，ECM）之间的微作用力和细胞骨架大分子因素进行研究，以及成骨细胞 / 破骨细胞调控的软骨下骨骨转换在 OA 中的作用。

4. 关节软骨的退行性改变

关节软骨包括四层：①表层；②移行层；③辐射层，亦称放射层；④钙化层。前三层为透明软骨或非钙化软骨，钙化层为最深层，借垂直于关节表面的粗胶原纤维与软骨下骨紧密联结。正常关节软骨，含有大量的水合性软骨细胞外基质，它由少数特殊的软骨细胞群合成。在成人，软骨细胞占整个软骨体积的2%以下。软骨基质主要由胶原（大部分为Ⅱ型胶原）和蛋白聚糖组成，蛋白聚糖主要以软骨聚集蛋白聚糖形式存在，它的分子巨大且与透明质酸聚合在一起。关节软骨的Ⅱ、Ⅸ和Ⅺ和胶原连接形成一个纤维网，构成了关节软骨基质的结构支架，纤维方向各异，排列不同的纤维网被蛋白聚糖集聚的高浓缩溶液所包绕。关节软骨的糖胺聚糖，主要是硫酸软骨素和硫酸角质蛋白。这些糖胺聚糖在溶液中带负电荷，起到关节软骨组织水合和产生膨胀压力的作用。因此即便在OA早期没有明显胶原纤维的破坏，但是由于基质成分的变化导致组织渗透压的改变也会引起组织的肿胀。

在OA早期，多聚蛋白聚糖的水平发生改变。虽然这种改变，可能最初表现为分布的改变，而总量却没有减低。同时，研究中发现在OA早期有大量的蛋白聚糖片段释放到滑液中。这可能是早期软骨细胞补充了组织中丢失的蛋白聚糖，从而一定程度上补充组织中不断减少的蛋白聚糖总量。OA早期往往有软骨寡聚基质蛋白（Cartilage oligomeric matrix protein，COMP）、软骨中间层蛋白和一个非特征性的39KD蛋白的合成增加。COMP可能是软骨深层的一群新的细胞所合成，提示OA早期改变是在深层软骨而不是表层软骨。此外，OA早期，蛋白多糖、胶原和透明质酸等软骨成分的合成增加，但溶酶体蛋白酶和胶原酶的持续产生最终造成软骨破坏。随着疾病的加重，胶原酶合成进一步增加，尽管透明质酸合成增加，但其分解代谢更为活跃，最终造成软骨基质丢失。此外，软骨胶原纤维排列也发生了改变，网状结构被破坏，导致软骨细胞的应力环境改变。随着软骨的丢失和基质成分含量下降，其弹性也随之下降，组织水平材料特性发生劣变。

OA 的关节软骨丧失，开始为一种局灶性改变，而局部的病变造成关节软骨原有生物学和力学环境的改变又进一步影响了邻近软骨组织，乃至累及整个关节。兔 OA 诱发实验表明：在前交叉韧带和半月板损伤后数天或数周之内即可发现关节软骨基质的改变。最初表现为关节面的纤维化，关节软骨纤维化的特点是细胞外基质有垂直方向的浅裂，裂缝大多与关节面平行，随后裂隙可穿透整个关节软骨，甚至软骨下骨。另外可见关节软骨细胞出现细胞克隆，继而出现关节软骨厚度的逐渐减少。随着退变加重，软骨聚集蛋白聚糖大分子碎片增多，而软骨基质的降解产物自身又可以反过来促进基质降解，形成一个持续性循环。OA 的关节软骨产生纤连蛋白的数量增加，而纤连蛋白的碎片通过激活软骨细胞表面受体，可刺激软骨细胞介导性软骨吸收。因此，纤连蛋白的降解，在关节软骨基质降解的反馈中起着重要作用。

在原发性或继发性 OA 中均可见到关节软骨基质和胶原的破坏与进行性降解。已有研究证实，软骨基质合成代谢能力下降是

OA 软骨尤其是表层软骨的特征性变化之一。其主要原因可能与软骨细胞在相关炎症信号（如肿瘤坏死因子和白介素等）刺激下，功能活性下降，甚至发生凋亡或死亡。因此，软骨细胞作为关节软骨的主体功能细胞，在相应因素刺激下，其本身及参与调控细胞外基质的代谢的功能均受到影响，进而表现出软骨细胞克隆、基质丢失，乃至最终的关节软骨的裂变、变薄、丢失。

5. 钙化软骨与软骨下骨的改变

（1）关节的解剖结构

钙化软骨远端续接软骨下骨，软骨下骨包括软骨下皮质骨及其下方的松质骨（骨小梁、血管和小梁间腔隙）（图 2）。软骨下皮质骨内，有许多小的动脉终末支形成口径大小不一的窦隙，这

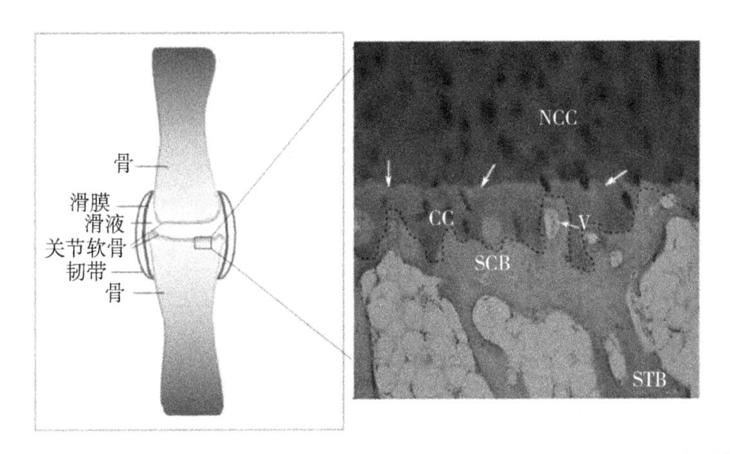

图片显示的是正常患者的内侧胫骨平台骨与骨连接处结构。NCC：透明软骨；CC：钙化软骨；SCB：软骨下皮质骨；STB：软骨下松质骨；V：血管腔；箭头处为潮线；虚线处为骨软骨连接。

图 2　正常的关节结构和骨软骨连接（彩图见彩插 2）

[引自：SURI S，WALSH D A. Osteochondral alterations in osteoarthritis. Bone，2012，51（2）：204-211.]

些窦隙平行于关节面方向，大量小静脉呈垂直方向起始于此。这些小动脉、小静脉和窦状小管穿行于皮质终板的血管通道中，连接髓腔和钙化软骨层，向无关节液滋养的深层软骨提供营养。这些软骨下静脉丛易受高压力和剪切力损伤。

关节软骨与软骨下骨不论是从解剖结构、生理功能还是从 OA 病理过程上来说都是不可分割、相互作用的整体。在正常关节中软骨下骨主要有两个作用：①吸收压力、缓冲震荡；②维持关节形态。近来研究发现，在 OA 的关节中，除了有关节软骨的损伤，软骨下骨也存在异常，包括软骨下骨重塑增多，特异性结构改变，同时软骨下松质骨的弹性模量等力学指标也都发生改变，促使软骨下骨硬化发生，以及关节边缘骨赘形成。图 3 是 OA 进程中骨与软骨之间耦合同时发生变化的示意。

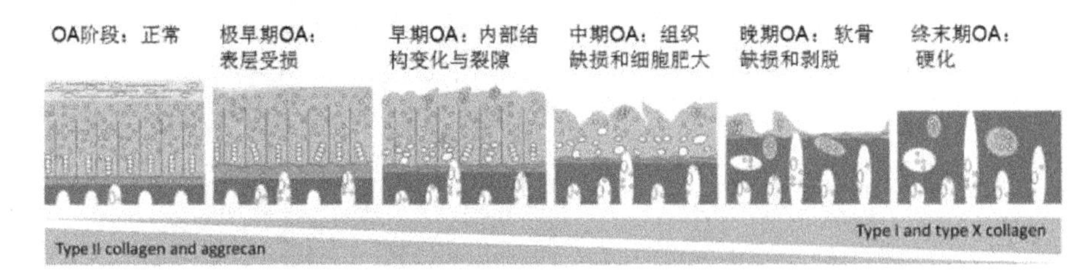

图 3　OA 进程中骨与软骨之间发生变化的示意

[引自：BAY-JENSEN A C，HOEGH-MADSEN S，DAM E，et al. Which elements are involved in reversible and irreversible cartilage degradation in osteoarthritis? Rheumatol Int，2010，30（4）：435-442.]

（2）OA 中软骨下骨的病理生理

图 4 显示了正常关节与膝关节 OA 之间的差异，膝关节 OA

显示关节软骨丧失，滑膜炎性进展，软骨下骨板硬化，骨赘形成，骨髓损伤（bone marrow lesion，BML），并出现由于骨过度重塑，垂直位与水平位骨小梁显著变薄导致的骨矿化不足，伴有 OA 表型特征的软骨碎片，软骨下骨血管化并侵入到钙化基质中，同时在骨赘中出现神经末梢。过度的力学负荷导致软骨下骨产生微损伤，并启动骨重塑过程，增加骨转换，使软骨下骨皮质的密度增加，发生硬化改变。硬化部位骨小梁的数目和范围都增加，出现短暂的骨质疏松现象。同时为修复微损伤，纤维血管组织浸润钙化软骨，为炎性组织的进入和破骨细胞的活化提供了条件，并导致软骨内骨化中心的激活和潮线的扩张，加速了关节软骨的退变。

Hayami 等对大鼠前交叉韧带切断术及合并内侧半月板切除术等 2 种 OA 模型进行研究，发现术后 2 周 2 组软骨下骨均出现骨质流失现象，前交叉韧带切断术模型在术后 10 周出现骨赘，而前交叉韧带切断术合并内侧半月板切除术模型在术后 6 周就出现骨赘。目前，软骨下骨骨髓损伤在 OA 中的作用越来越受到关注，Driban J B 等人在膝关节 OA 患者中定量分析 BML 面积的研究发现，BML 与软骨损伤相关，并且其可作为预测纵向骨丢失的风险因素。Felson 等人证实，在膝关节 OA 患者中，MRI 上 BML 与患者疼痛症状有较强的相关性，表明 BML 与 OA 进展、临床疼痛症状关系密切。总之，软骨下骨的改变促进 OA 疾病的发展，加速了关节软骨的退变。

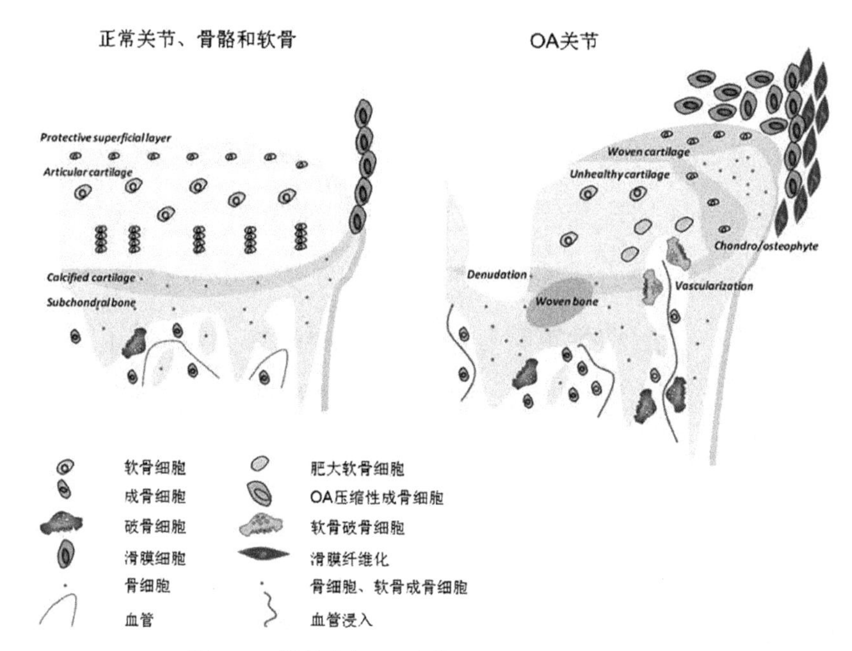

图 4 正常关节与 OA 关节对比（彩图见彩插 3）

[引自：KARSDAL M A，BAY-JENSEN A C，LORIES R J，et al. The coupling of bone and cartilage turnover in osteoarthritis: opportunities for bone antiresorptives and anabolics as potential treatments? Ann Rheum Dis，2014，73（2）：336-348.]

（3）钙化软骨对 OA 进程的影响

一般认为，OA 始自关节软骨细胞合成的蛋白多糖减少，逐渐发展为胶原纤维框架的改变，最终导致关节软骨的丢失和破坏。其中钙化软骨的改变在 OA 的进展中起重要作用。钙化层是软骨和软骨下骨之间重要的连接结构，其形成和结构特点决定了它传递分散应力、抵抗剪切力、紧密连接骨软骨和限制组织液在两种组织之间交换等生物学作用。钙化层动态的变化过程将伴随 OA 进展的始终。

1）钙化软骨的形成及结构特点

在骨骼未成熟期软骨“原基”中，浅层区细胞分化增殖使软骨扩大，同时开始表达蛋白诱发血生成和促进矿化；深层区局部细胞肥大并启动软骨内化骨过程向下发展成软骨下骨。骨骼发育过程中在应力刺激作用和生长板中心储备区参与下，软骨和软骨下骨之间逐渐形成一层钙化结构，HE 染色下呈一条蓝色、波浪状嗜碱性线——潮线，随着时间的推移和钙盐、碱性磷酸盐的沉积、吸收，潮线不断向软骨层推进，最终在骨骼发育成熟后形成了致密的钙化软骨层。王富友等对正常膝关节钙化层研究认为钙化层有上下两个面，上面通过潮线与非钙化软骨紧密嵌合，下面通过梳齿状黏合线与钙化软骨交错锚合。这种连接方式不仅极大地增加了界面之间的连接面积，也增加了两者之间的连接强度。钙化层硬度和弹性模量介于非钙化软骨和软骨下骨之间，这将有利于机械应力和刺激在两种不同的组织之间传递分散。根据 Wolff 定律，钙化层需要保持一定的厚度才能满足生理功能的需要，合理的为关节软骨向下传递负荷。正常软骨钙化层与软骨全层的比值为 1 ∶ 10，通过不断自身重塑保证了最佳的理想厚度不随年龄和内部区域差异而发生改变。

2）钙化软骨在 OA 中的改变及其机制

膝关节 OA 患者在没有出现镜下可见的软骨细胞、基质和结构改变之前，就可以出现潮线复制、钙化层增厚及钙化层软骨细胞肥大、簇集等现象，说明了在 OA 早期即发生了钙化层的改变。Mansfield 等应用多光子显微镜观察马掌指关节 OA 钙化软骨层超微结构发现，OA 早期就有许多胶原纤维穿行于钙化软骨和软骨下骨之间，在有软骨表浅退变表现的下方存在潮线的不连续性破坏和钙化软骨裂隙的产生，指出钙化软骨的改变甚至早于早期软骨表面损伤。Hargrave-Thomas E J 等对牛膝关节软骨研究中指出在软骨退变过程中伴随着潮线复制、钙化软骨层增厚和针刺样骨组织伸入到钙化软骨。宋伟等在 OA 并膝关节置换患者中发现有钙化层重塑现象：OA 早期可见潮线复制；中期可见钙化层裂隙；晚期可见软骨内化骨或软骨全层缺失，说明 OA 全期都有不同的病理改变。

Pan 等也证实了 OA 模型早期，侵入钙化软骨（有时接近潮线）血管的数目明显增加。Pauli 等还发现在 OA 患者中有血管穿过潮线侵入非钙化软骨。

既往认为致密的钙化层结构阻断了髓腔内的液体及小分子有机物质进入透明软骨，使软骨及软骨下骨之间特殊的生理微环境处于稳定状态。但是有研究指出非钙化软骨和软骨下骨之间存在潜在的通道，小分子物质可以在两者之间正常运转，并且伴随着 OA 的进展，钙化层通透性会进一步升高。以上研究结果表明在 OA 的初始阶段即可伴随钙化层的改变，并随着 OA 进展改变呈现动态变化的过程。其机制可能为：当钙化软骨受到异常应力刺激时，容易产生微裂隙，诱发钙化层重塑过程以修复损伤，钙化层重塑可能是一种自身修复机制，此时，钙化层软骨细胞二次激活，表现出生长板细胞特性，进入非钙化软骨，并影响软骨细胞的生物学功能，从而启动软骨内成骨过程。OA 末期，钙化层重塑不断向骨组织转化，其厚度减小甚至缺如。向肥大软骨细胞表型分化，分泌 X 型胶原，导致细胞外基质的矿化，同时潮线处钙化抑制机制解除，出现潮线复制、前移或多条潮线结构，也是 OA 早期典型的病理改变。同时，早期潮线区血管的侵入可以造成钙化软骨向关节软骨深部区域的推进，进而出现钙化层增厚的病理表现。随着新生血管、钙化层通透性及钙化软骨损伤的增加使软骨下骨产生的细胞介质进入非钙化软骨，并影响软骨细胞的生物学功能，从而启动软骨内成骨过程。

(4) OA 中关节软骨退变的发病机制因素

OA 中关节软骨退变的发病机制主要因素包括生物力学和生物学，软骨下骨则通过这两方面对 OA 的进程产生影响。

1）生物力学

软骨下骨是骨关节非常重要的构成结构，其主要的生物力学功能为吸收和缓冲来自关节软骨的应力、缓冲震荡，并将应力负荷向下及关节周围组织传递，保护关节软骨。在 OA 发生发展过程中通常伴有软骨下骨生物力学性能的下降。

正常情况下，在关节运动过程中，关节软骨和软骨下骨共同参与应力的传导，软骨下骨为关节软骨提供力学支撑，并通过骨重塑活动来适应不断变化的力学环境。软骨下骨的一个作用，衬垫作用随所受应力的改变而改变，使软骨下骨力学性能在不同部位都能达到最佳平衡，从而维持关节的正常生理环境。软骨下骨还能够顺应关节所受力学负荷而变化，并且根据这一变化在一定范围内改建骨小梁结构，同时也能够对受损的骨小梁进行修复，以恢复正常的力学传导。软骨下骨小梁不断进行着骨重建，完成自我更新。较早研究认为由成骨细胞介导的骨形成和由破骨细胞介导的骨吸收处于平衡状态时，软骨下骨骨量及骨小梁生物力学性能保持不变。软骨下骨的另一作用是保证了不同的关节表面形态，有助于关节行使正常的生理功能并维持关节软骨浅层的营养。

在正常负重情况下，关节中的关节面在转移负荷方面起着重要的作用，负荷转移的增加和分配模式的改变都会加速 OA 的进程。由于关节的对合面未完全吻合，关节软骨和软骨下骨在负重时会通过变形来最大限度地增加关节面的接触面积。软骨下纵向排列的柱形胶原网状基质也将受力负荷向下传递到骨干，降低关节软骨受到的应力冲击，保护其上方覆盖的关节软骨。关节软骨只能缓冲所受应力的 1% ～ 3%，其他的应力通过软骨下骨的变形进行缓冲，并将剩余的应力传至骨皮质及周围的软组织（关节囊、韧带、肌腱、肌肉等）。从微观角度上讲，软骨下骨在承载压力时是通过骨小梁纵行板状、杆状结构及横向的连接小梁来实现力量合理传导的。

然而当所受应力从关节软骨向骺端传导时会形成较大的剪切力，此时钙化软骨、软骨下骨和锯齿状潮线的波动可将这种剪切力转化为压力和张力，所以当关节所受的应力传到软骨下骨时几乎完全是压力和张力。OA 早期活跃的骨重塑活动导致软骨下骨发生硬化改变，其吸收应力、缓冲震荡和维持关节形状的能力减弱，使关节软骨受到的应力负荷增加，加速了关节软骨的退变。Henrotin 等研究认为，OA 中过度压力负荷导致软骨下骨结构改变，加速关节软骨的退变。Bellido 等研究发现，骨重塑导致的软骨下骨结构改变加重了关节软骨的损伤。软骨下骨通过骨重塑活动适应不断变化的力学环境，对过度力学负荷的应答改变了关节的生物力学特性，促进了 OA 的进程发展。

OA 中软骨下骨力学性能变化确切机制至今仍不完全清楚。虽然软骨下骨在一定范围内可以通过骨重塑完成自身修复，但是异常生物力学的持续性刺激会造成骨小梁破坏不断积累，进而破坏了软骨下骨整体组织结构。还有学者认为异常应力引起软骨下骨微骨折，启动骨重塑过程，同时激活成骨细胞和破骨细胞，分泌多种蛋白酶及细胞因子，导致软骨下骨的重吸收，骨质破坏、骨小梁断裂。这样都不可避免地引起力学性能下降，此时骨修复同步开始，破坏和修复不均匀，钙盐沉着不够，致骨密度降低，弹性模量下降。随着病程的进展，修复增多，钙盐沉着加快，引起软骨下骨重塑加速，重建明显，导致骨质硬化，此时弹性模量增加，骨密度增加，应力强度增强。但软骨下骨过度硬化，使缓冲关节冲击的能力下降，同时反作用于关节软骨的应力增大，反而促进关节软骨的破坏。

2）生物学

Pan 等在钙化软骨中检测到溶质的运输，表明软骨下骨与软骨之间存在物质运输的通路。Botter 等研究发现，软骨下骨板较多的孔隙有助于关节软骨与软骨下骨之间信号分子的交流。OA 中异常的力学环境导致软骨钙化层出现微裂缝，进一步促进软骨与软骨下骨之间分子的转运。在 OA 中软骨与软骨下骨分泌的小分子介质和因子通过这些通路来维持关节内环境的稳态。这些因子主要有胰岛素样生长因子 -1（insulinlike growth factor1，IGF-1）、转化生长因子 β（transforming growth factor-β，TGF-β）、白细胞介素 1β （interleukin-β，IL-1β）等。Weimer 等研究发现，由腺相关病毒介导的 IGF-1 在关节软骨的过度表达对治疗 OA 有帮助。OA 中持续存在的炎症反应可直接影响软骨细胞代谢活动。其中高表达的炎性因子 IL-1β，可诱导软骨细胞向肥大型分化，加速软骨退变。软骨下骨异常的骨重塑是破骨细胞和成骨细胞活性失衡所致，而三联分子骨保护素、核因子 -κB、核激活因子受体配体是调节破骨细胞分化和功能的关键系统。Kwan 等研究发现，在 OA 软骨下骨前列腺素含量低的成骨细胞中和核激活因子受体配体是降低的，表明 OA 软骨下骨区有活跃的骨重塑现象。Upton 等研究表明，在 OA 早期阶段软骨中高表达的核激活因子受体配体可促进软骨下骨骨转换。软骨下骨的改变有助于其与软骨之间信号分子的交流，分泌的异常代谢调节因子破坏了关节内环境的稳态，促进 OA 的发展。

（5）OA 中软骨下骨的影像学改变

Wang 等通过计算机断层扫描技术对豚鼠 OA 模型进行研

究，发现软骨下骨超微结构的改变要先于软骨退变出现，这可能进一步损伤关节软骨，从影像学角度提出软骨下骨改变是 OA 的始发因素。由于关节软骨的退变在 OA 早期很难被发现，因此通过影像学来监测软骨下骨的改变，对 OA 的早期诊断、早期治疗和全面预防也许有帮助。新近开发的动态无创定量超声是检测 OA 关节早期和晚期结构损伤敏感的成像技术，能同时描绘软骨下骨、关节软骨和其他解剖结构，其动态成像的特点为从多角度研究 OA 提供了条件。Yang 等用显微红外光谱分析雌性 Hartley 豚鼠软骨下骨小梁和骨髓的分子组织，在分子水平上对 OA 中软骨下骨组织提供了病理信息。传统的膝关节 X 线片只能检测出关节间隙变窄和骨赘，而磁共振成像可直接可视化和分析整个膝关节结构，包括骨的大小、软骨缺损和软骨体积的损失。Chiba 等用 3T 磁共振成像分析 OA 患者软骨下骨小梁结构，认为这是评估 OA 进展和治疗效果的有用参数。从影像学角度观察软骨下骨改变要先于软骨退变出现，但也有学者得出不同结论，认为软骨下骨改变是继发于关节软骨损伤。不论两者的先后关系如何，软骨下骨的改变都是 OA 进程中的活跃组成部分，促进关节软骨的退变。

（6）OA 与软骨下骨基因学

最新的研究方向试图通过全基因谱来诠释 OA 中各种病理变化的发生顺序和复杂的调节机制，软骨下骨在 OA 的发生和发展中起着重要作用，理解 OA 中软骨下骨早期基因表达的改变可能有助于阐明 OA 的发病机制。Chou 等通过对人类 OA 患者软骨下骨组织的基因分析，发现有27个基因协同上调或下调，其中19个基因的表达水平与软骨下骨结构变化的严重程度相关。Pickarski等通过大鼠前交叉韧带切断术和前交叉韧带切断术合并内侧半月板切除术等2种模型检测软骨下骨基因表达谱的时间变化，并采用实时聚合酶链式反应和免疫组织化学法来确认软骨退化、软骨细胞分化、血管侵犯和骨重塑在基因表达谱的时间依赖性和顺序变化，表明用全基因谱来阐明OA的发病机制是可行的。理解软骨下骨基因表达的变化，不仅有助于阐明OA的发病机制，也为治疗OA提供了新的思路和靶点。

（7）OA中软骨下骨的治疗

软骨下骨的各种病理变化都会影响OA的发生和发展，是治疗OA的潜在目标。OA早期软骨下骨活跃的骨重塑和骨吸收的增加使软骨下骨发生硬化改变，导致其上方的关节软骨承受异常的应力并发生退变，因此开发药物来调控软骨下骨代谢活性、抑制骨重塑速度、改善软骨下骨硬化可作为治疗OA的一个突破点。有课题组前期研究发现，阿伦磷酸钠通过抑制软骨下骨重塑延缓关节不稳造成的兔膝关节OA的进程。此外，后续研究发现，降钙素可降低软骨细胞对炎症刺激的反应，减少软骨细胞外基质降解，改善OA引起的软骨下骨小梁微结构的破坏，从而保护关节软骨。Yu等研究发现，在鼠内侧半月板撕裂OA模型中，高剂量的雷奈酸锶处理可缓解关节软骨退变和软骨下骨重塑。Zhang等在OA模型中，确定了软骨下骨发育和骨重塑过程中的差异表达基因，为诊断和治疗 OA 提供了新的靶点。

总之，异常应力与刺激可以造成关节软骨与软骨下骨的损伤，触发组织修复机制，引发自身修复过程。软骨下骨中钙化软骨重塑的本质就是二次骨化中心重新激活，此过程又引发钙化软骨内新生血管的形成，同时伴随着软骨下骨重塑过程的紊乱，最终造成生物力学性能下降。性能的降低又间接增加了软骨的应力，引起 OA 早期病理改变。为了适应应力，钙化软骨内出现内化骨现象，软骨下骨转换增强，血管的侵入也使钙化软骨通透性进一步增加，三层结构之间的"交流"也随之增多，组织内正常的生理环境被打破，进一步加重了组织的病理改变。这种损伤和适应的恶性循环最后导致严重的 OA。

虽然软骨下骨改变与软骨退变的先后关系还不清楚，但是软骨下骨通过生物力学因素和生物学因素对 OA 的进程产生影响。因此，在 OA 治疗中不仅要关注软骨的退变，也要防止软骨下骨的改变。在未来的研究中应完善监测软骨下骨改变，如钙化软骨及软骨下松质骨改变的影像学与生物学技术，做到 OA 的早期诊断和早期治疗，促进开发调控软骨下骨代谢和骨重塑的药物，从基因水平上阐明 OA 的发病机制并提出防治策略。

6. 滑膜的病理改变

滑膜是一种特殊的结缔组织，排列在关节周围或围绕着肌腱，并形成滑囊和脂肪垫的衬里。在滑膜关节中，来自滑膜腔和周围组织的液体由滑膜密封。滑膜主要通过产生润滑素和透明质酸以维持滑液的液体量及组分。由于关节软骨内没有血管和淋巴，因此滑膜通过滑液，与软骨下骨共同起到营养软骨细胞的作用。

正常滑膜有两层。外层厚度约 5mm，由多种类型的结缔组织组成：纤维状（致密胶原型）、脂肪（主要见于脂肪垫）或网状（松散胶原型）。该层富含 I 型胶原，具有微血管供血，并伴有淋巴管和神经纤维，但细胞很少。内层位于关节腔旁边，由 1 ～ 4 层细胞组成，厚度仅为 20 ～ 40μm。这些滑膜细胞经免疫组织化学和细胞化学方法鉴定为巨噬细胞和成纤维细胞，其中成纤维细胞是健康滑膜中的主要细胞群。

Oehler 等通过对 OA 患者滑膜变化的病理学研究，确定了与 OA 相关的滑膜病变的四种形式：增生型、纤维化型、富含碎屑型及炎症型。在 OA 发展的不同阶段，滑膜的病变形式并不相同。滑膜衬里和绒毛状增生是增生型和炎症型的最常见特征，也是早期 OA 滑膜的病变特征之一。纤维化型以关节囊纤维化为特征，而富含碎屑型以大分子的软骨和骨碎片为特征，这两种形式常见于晚期 OA 滑膜。在早期和晚期 OA 滑膜中均观察到不依赖于碎屑而存在的炎症反应，特点为弥漫性或血管周围聚集。有研究表明，巨噬细胞和 T 淋巴细胞是 OA 滑膜中最主要的免疫细胞，而肥大细胞、B 细胞和浆细胞也存在于 OA 滑膜中，但数量较少。在 OA 和类风湿关节炎（rheumatoid arthritis，RA）滑膜中巨噬细胞的浸润很常见，这些巨噬细胞可以聚集并形成多核巨细胞（multinucleated giant cells，MGCs）以改善吞噬作用。与非炎性 OA 和对照组相比，巨噬细胞在炎性 OA 和 RA 滑膜中均增加。然而，OA 和 RA 滑膜中 MGC 亚群略有不同，这似乎是由于两者的病因不同所致。OA 关节中大部分的先天免疫激活和细胞因子的产生是由巨噬细胞所引发的，而滑膜细胞、软骨细胞等其他细胞也起到了一定的作用，潜在的机制很复杂。

简而言之，透明软骨降解后产生的分子释放到滑膜腔后，可能引起 OA 滑膜出现炎症反应。此外，从软骨下骨中释放的分子也可能起到作用，而且在膝关节 OA 早期，半月板损伤也可能释放组织碎片。滑膜细胞通过产生促炎介质发生反应，并反过来吸引免疫细胞，增加血管生成并诱导软骨细胞的表型转变。随后形成恶性循环，因为软骨细胞产生额外的细胞因子和蛋白水解酶，最终会增加软骨退化并诱发进一步的滑膜炎症。但 OA 中的炎症过程也很复杂。由于 OA 与年龄相关，免疫衰老可能在对组织损伤的免疫应答中起作用。有研究分析了 OA 患者血液中的免疫细胞成分，发现 T 淋巴细胞和 B 细胞的免疫功能受损超出与衰老直接相关的程度，并认为这与炎症和自身反应有关。此外，创伤可以触发局部炎症介质的释放，并且越来越多的证据表明代谢综合征和肥胖可以增加全身性低度炎症介质，并可能与 OA 中的其他炎症机制产生协同作用。

参考文献

1. KARSDAL M A，BAY-JENSEN A C，LORIES R J，et al. The coupling of bone and cartilage turnover in osteoarthritis：opportunities for bone antiresorptives and anabolics as potential treatments? Ann Rheum Dis，2014，73（2）：336-348.

2. 朱华，田发明，张柳 . 软骨下骨在骨性关节炎中的研究进展 . 医学研究生学报，2014，27（10）：1095-1098.

3. 徐化防，田发明，张柳 . 软骨下矿化组织在骨性关节炎进展中的作用及其机制 . 中国矫形外科杂志，2014，22（13）：1190-1194.

4. KLEIN-WIERINGA I R，DE LANGE-BROKAAR B J，YUSUF E，et al. Inflammatory Cells in Patients with Endstage Knee Osteoarthritis：A Comparison between the Synovium and the Infrapatellar Fat Pad. J Rheumatol，2016，43（4）：771-778.

5. DELIGNE C，CASULLI S，PIGENET A，et al. Differential expression of interleukin-17 and interleukin-22 in inflamed and non-inflamed synovium from osteoarthritis patients. Osteoarthritis Cartilage，2015，23（11）：1843-1852.

6. PRIETO-POTIN I，LARGO R，ROMAN-BLAS J A，et al. Characterization of multinucleated giant cells in synovium and subchondral bone in knee osteoarthritis and rheumatoid arthritis. BMC Musculoskelet Disord，2015，16：226.

7. PONCHEL F，BURSKA A N，HENSOR E M，et al. Changes in peripheral blood immune cell composition in osteoarthritis. Osteoarthritis Cartilage，2015，23（11）：1870-1878.

骨关节炎治疗主要目的是缓解疼痛，延缓疾病进展，矫正畸形及改善恢复关节功能

7. 骨关节炎的预防

目前，对于OA的干预通常采用保守治疗，主要是止痛与外科干预。在缺少有效干预措施的情况下，常需要将重点放在可控的因素上，即降低体重、纠正力线与预防损伤等。

（1）降低体重

体重超重或肥胖的人易患OA，大量的证据表明控制体重可有效缓解OA。每减轻1 kg体重，膝盖在日常活动中的负荷将降低4倍。对于体重超重或肥胖者，应控制饮食并增加日常运动量，降低自身体重。运动通常在保守治疗中被忽略，殊不知其可以增加肌肉强度并提高携氧能力的同时，还有助于减轻体重。因

此，应鼓励 OA 患者适当参加一些低负荷的有氧运动项目，如散步、骑自行车、游泳。

（2）纠正力线

有学者提出，针对 OA 的病理机制的治疗，如纠正膝关节力线不齐，可有效预防 OA 进展。膝关节支架、矫形器、髌骨绷带和膝关节截骨术是一些可用于帮助纠正力线、改变关节应力的选择，可以部分改善临床症状。

（3）预防损伤

预防膝关节损伤，尤其是对膝关节前交叉韧带（anteriorcruciateligament，ACL）、半月板和软骨表面的保护，将有助于防止膝关节损伤的青年人发生 OA。针对美国足球运动员的调查研究显示，使用膝关节护具可以使膝关节损伤的风险降低 10% ～ 50%，但是同时也降低了舒适性与灵活性。有证据表明，内在风险因素在膝关节损伤的病因学中起主要作用。研究发现，对年轻运动员在日常训练中增加针对神经肌肉与本体感受的项目有助于减少 ACL 的损伤。这些项目旨在训练运动员以更加可控的方式着陆，降低膝关节内、外翻的风险，同时可增加膝关节屈曲角度与提高躯体的自我控制能力，如平衡能力与本体感受。

8. 骨关节炎的治疗

OA 的治疗主要目的是缓解疼痛，延缓疾病进展，矫正畸形，改善恢复关节功能，提高患者生活质量。目前主要治疗方法包括基础治疗、药物治疗、手术治疗。

（1）基础治疗

由中华医学会骨科学分会发布的《骨关节炎诊疗指南（2018年版）》指出对病变程度不重、症状较轻的OA患者，教育、运动治疗、物理治疗等基础治疗是首选的治疗方式。指南对每种治疗方式的特点及优势做出了较为详细的描述。基础治疗主要包括健康教育、运动治疗、物理治疗、辅助治疗。健康教育主要是通过口头形式建议患者改变不良的生活及工作习惯，避免长时间跑、跳、蹲，同时减少或避免爬楼梯、爬山等。运动治疗主要是通过制订个性化方案，包括低强度有氧运动，关节周围肌肉力量训练，关节功能训练。物理治疗主要是通过促进局部血液循环，减轻炎症为主，常用方法包括水疗、冷疗、热疗、按摩等。辅助治疗即选择合适的行动辅助器械，如手杖、拐杖、助行器、关节肢具等。

（2）药物治疗

在基础治疗效果不好的情况下，就需要药物治疗，对于药物治疗，指南指出应内外结合使用药物。由于近年来对非甾体类抗炎药物（nonsteroidal antiinflammatory drugs，NSAIDs）的不良反应认识加深，指南对NSAIDs的应用给出了更多的限定条件。另外，指南仍推荐关节腔注射药物，但必须严格无菌操作及规范操作。目前已有Meta分析证实，关节内透明质酸（Intra-articular hyaluronic acid ，IAHA）的疗效与 NSAIDs 相当，局部 IAHA 治疗与系统 NSAIDs 治疗疗效相当的情况下，长期服用 NSAIDs 可能带来不良反应，而 IAHA 在关节内的存在时间更长，进而可更长时间保护关节，且不良反应较少。但对于一些新型关节腔内注射药物（如生长因子和富血小板血浆等），因为缺少临床证据，指南认为其疗效尚需进一步研究。其他药物（如缓解 OA 症状的药物、抗焦虑药物、中成药等），因为临床疗效尚存争议，对有症状的 OA 患者应酌情使用。

（3）手术治疗

根据指南的阶梯治疗原则，如果患者病情进一步加重，而且在基础治疗和药物治疗无效的情况下可进行手术治疗，手术的目的是减轻或消除患者疼痛症状、改善关节功能和矫正畸形。手术方案根据患者损伤部位、损伤程度、患者一般情况及患者自身意愿综合考虑进行修复性治疗（如关节软骨修复术、关节镜下清理手术、截骨术、关节融合术等）或进行重建治疗（如关节置换术）。修复性治疗可显著改善患者的关节功能及疼痛反应，且患者满意度高，安全，可靠。

骨关节炎动物模型的选择对研究结果的科学价值至关重要

由于对 OA 发病机制的认识不足阻碍了 OA 治疗药物的发展，所以目前 OA 的治疗主要是对症治疗。因此，OA 的靶向治疗是一个巨大的挑战。另外，人类 OA 组织样本通常是在疾病达到末期时采集的，如在关节置换期间，此时的关节已经发生明显的破坏性变化，这使得研究 OA 早期发病过程非常困难。因此，研究人员只能通过体内和体外的临床前动物模型来研究 OA 的早期病理变化。这些模型为研究人类 OA 提供了独特的优势和局限性。本章将回顾 OA 研究中使用的不同动物模型，讨论它们的优缺点，并提出一个反映人类 OA 自然进程的黄金标准模型。

9. 目前骨关节炎研究中使用的模型

OA 模型可分为体外模型和体内模型。根据不同的研究目的，可以选择使用不同模型以针对性探索 OA 发生发展过程中的不同方面。每一种模型都有其优点，但显然没有一种单一模型能满足对 OA 的整体研究。下面将讨论目前 OA 研究中使用的不同模型。

（1）体外模型

体外模型可分为单层培养、共培养、三维（3D）细胞培养和外植体培养。每个模型都有其优缺点，可以用来回答 OA 研究中不同的问题。

单层培养和共培养比三维（3D）细胞培养和外植体培养更便宜，也更容易操作。单层培养很容易大规模生产，避免了在不同条件下培养不同类型细胞的挑战。单层培养和共培养的使用局限性主要是这两种方法一次只能分离一种或两种组织成分。许多研究表明，在不同的关节部位之间存在着强大的相互交流网络，这对于关节的健康具有重要的调节作用。因此，分离关节的某一部位会阻碍这种相互交流。例如，健康的关节软骨依赖于软骨下骨释放的可溶性因子，软骨细胞与滑膜液的相互作用保证了生长因子、调节肽和营养物质在这些组织之间的流动。损伤的软骨与正常滑膜共同培养时，滑膜细胞对损伤的软骨产生保护作用。同样，与共培养相比，软骨下骨与软骨分别单独培养会导致软骨细胞死亡和软骨降解的增加，以及培养基中蛋白含量的降低。外植体培养和三维（3D）细胞培养可以实现这种组织间的交流。因此，对于 OA 的研究人员来说，这无疑是复制自然体内环境的一

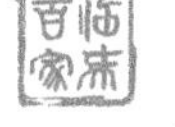

种更有效的模型。但这种模型很难较长时间地维持组织体积及细胞活性。表 1 总结了 OA 研究中各种体外模型的优缺点及应用。

表 1 OA 体外模型

体外模型	优点	缺点	该模型在 OA 研究中的应用实例
单层培养	·操作简便，易于提取细胞。单层培养细胞允许营养物质和生长因子在培养基中均匀分布	·软骨细胞对其分子环境非常敏感，因此需要与细胞外基质保持接触，以保持或接近体内性状 ·模型动物往往因为软骨丢失导致软骨提取较少，因此需要大量的样本，以保证足够数量的细胞	·单层培养用来研究细胞因子刺激和渗透压的影响 ·滑膜细胞培养有助于研究滑膜在 OA 中的作用
共培养	·共培养不同的细胞对于观察细胞特异性生理改变和细胞间的相互作用非常重要	·不能完全模拟体内环境和相互作用的过程（不单单是两种组织或细胞间的相互作用） ·细胞在单一培养基上生长在玻璃或塑料烧瓶的平面，生长模式与体内环境不尽相同 ·培养每种细胞种类需要不同的条件 ·共培养细胞有可能导致表型的改变	·共培养细胞用来研究细胞因子刺激和渗透压的影响 ·成骨－软骨细胞共培养助于理解骨－软骨相互作用 ·从 OA 关节软骨中联合培养硬化性 OA 成骨和软骨细胞，可导致软骨细胞向肥大方向转移并释放基质金属蛋白酶和蛋白聚糖酶 ·滑膜与损伤软骨共同培养有助于研究滑膜在 OA 中的作用

续表

体外模型	优点	缺点	该模型在 OA 研究中的应用实例
三维（3D）细胞培养	·三维细胞培养为观察不同细胞系和重要细胞间相互作用提供了条件 ·三维细胞培养物在基质中以集合体或球体形式生长允许向周围生长，类似于自然的体内环境 ·三维结构为敏感细胞提供结构强度 ·操作相对简单，且较廉价 ·三维细胞培养利于观察细胞外基质环境的变化	·与二维细胞培养相比，三维培养的细胞增殖速度较慢 ·培养细胞的结构强度取决于所用的支架 ·细胞常在外植体边缘死亡 ·单一来源只能提取有限数量的细胞 ·有限的组织可用性和显著的不同次实验间变异性	·三维细胞培养可以用来研究细胞因子刺激和渗透压的影响，以及物理损伤和负荷对组织的影响 ·胶原和蛋白聚糖的基质结构有利于正常软骨的表型 ·基于外植体的模型可用于研究细胞因子刺激和渗透压的影响，以及物理损伤和生物力学负荷对组织的影响 ·滑膜组织移植有助于研究滑膜在 OA 中的作用
外植体培养	·简单便宜易于生产 ·外植体培养允许观察细胞外基质环境中发生的自然过程		

（2）体内模型

为了研究疼痛、滑膜炎、软骨退变和骨重塑等 OA 的病理特征，目前已经建立了至少 14 种不同种类的 OA 动物模型。OA 研究中使用的动物模型（表 2）可以分为诱导模型和自发模型。诱导模型是指经化学或手术诱导的 OA（或类似 OA 特征）模型。另一方面，自发模型被细分为自然发生 OA 模型和遗传修饰的 OA 模型。

表 2　OA 动物模型

	自发的	手术诱发	化学诱导	应用实例
小鼠	自然发生的 OA · 基因模型：*PAR2 -/-*、*CD4-/-*、*MMP-17 -/-*、*Tenascin C-/-*、*Ddr2-/-*、*SulPhatase-/- 1/2*、*Syndecan 4-/-*、*Fgf2-/-*、*MMP-13-/-*、*Hif2a+/-*、*GDF5+/-*、*Osteopontin*、*Ptges1*、*Tnfrsf11b+/-*、*Runx 2+/-*、*ADAMTS-5/4-/-*、*Adamts5-/-*、*ADAMTS4-/-*、*MMP-3-/-*、*ICE -/-*、*IL-1β-/-*、*iNOS-/-* · 转基因模型：Ⅱ型胶原基因突变的 Brtl 小鼠 小鼠 Del1：Ⅱ型胶原短缺 Col-9a1 敲除 STR/ORT + C57/BL6 品系	· 前交叉韧带横断 · 关节面划痕 · 胫骨平台关节内骨折，胫骨受压环状关节软骨，前交叉韧带，胫骨受压超载断裂 · 卵巢切除术 · 部分切除术 · 内侧部分半月板切除 · 内侧半月板不稳定，半月板切除术，胫骨超载，骨折模型 · ACLT 切除内侧 / 外侧半月板或后 / 内侧 / 外侧副韧带横切术	· 单碘乙酸盐关节内注射类固醇细胞因子 · 木瓜蛋白酶 · 胶原酶	小鼠模型广泛用于毒理学检测 小鼠模型研究 OA 的分子基础转基因小鼠模型用于研究软骨变性、骨重塑和炎症的遗传因素和特异性基因
大鼠	· 自然发生 OA 不常见	· ACLT · 内侧半月板切除术 · 关节面划痕 · 内侧半月板切除 · 联合术 · 卵巢切除术 · 偏内侧半月板切除术	· 非关节注射类固醇细胞因子 · 胶原酶 · 碘乙酸注射 · 木瓜蛋白酶 · 抗毒素	· 大鼠模型在药物复方毒理学检测中的应用。MNT、内侧副韧带横断术（MCLT）和碘乙酸诱导的疼痛模型用于研究疼痛 · 大鼠半月板部分切除是软骨修复的有效方法

续表

	自发的	手术诱发	化学诱导	应用实例
叙利亚仓鼠	· 自然发生的 OA · 转基因模型			· 转基因模型研究 OA 的发病机制
豚鼠	· 自然发生的 OA · 转基因模型 · 在 Dunkin Hartley 豚鼠膝关节内侧间隙自然发生 OA	· ACLT · MCLT、截骨术、髌骨切除术、坐骨神经切除术 · 半月板横断 · 卵巢切除术 · MMx · 联合术断术	· 免疫毒素、木瓜蛋白酶、胶原酶 · 二甘酸铜、脂多糖、软骨黏液蛋白 · MIA · 喹诺酮	· 研究 OA 的发病机制 · 豚鼠模型用于研究年龄和体重指数相关的危险因素 OA Dunkin Hartley 豚鼠用于膝关节 OA 的治疗和致病研究。 采用内侧半月板撕裂豚鼠模型和自发 OA 模型研究进展缓慢和快速 OA
猫		· ACLT		· 疼痛研究

续表

	自发的	手术诱发	化学诱导	应用实例
兔	·自然发生的 OA	·ACLT，MMx，后交叉韧带横断术（PCLT），髌骨切除术 ·前十字韧带撕裂 ·切开内侧副韧带及双交叉韧带切除内侧半月板 ·固定 ·联合手术，冲击负荷研究 OA 的缓慢进展和模仿自然发生疾病的发病机制 ·自然发展为 OA 的犬模型已被用于治疗干预临床前试验 ·采用经关节撞击模负荷，软骨损伤 ·ACLT 和 PCL/MCL ·卵巢切除术	·关节内注射类固醇和细胞因子 ·木瓜蛋白酶、同种异体软骨微粒、碘乙酸和胶原酶、喹诺酮 ·木瓜凝乳蛋白酶、胰蛋白酶、IL-1β、软骨素酶、维生素 A、纤维连接素片段	·家兔模型可用于透明质酸等多种化合物的药效试验 ·部分半月板切除术模型用于检测软骨保护剂

续表

	自发的	手术诱发	化学诱导	应用实例
犬	·自然发生的 OA	·关节面磨损、外翻截骨 ·骨、软骨缺损 ·ACLT ·股骨髁沟模型 ·关节撞击	·MIA、木瓜蛋白酶、焦磷酸钙晶体	·MMx 模型用于毒理学检测，ACLT 模型用于确定 OA 的改变是源于软骨还是软骨下骨的改变，并研究关节撞击损伤引起关节软骨 OA 的早期变化临床前试验 ·ACLT 诱导模型已用于 OA 生物标志物的鉴定临床前试验
山羊	·自然发生的 OA	·MCLT，ACLT ·MMx ·关节槽 ·单侧内侧 MMx、单侧 MCL、半月板横断、单侧 ACLT		·山羊模型用于研究软骨修复

续表

	自发的	手术诱发	化学诱导	应用实例
绵羊	· 自然发生的 OA	· 外侧半月板切除术、ACLT、MCLT · 关节面划痕 · MMx、双侧及单侧 Mx、单侧 ACLT、内侧 MMx、单侧 MCLT、单侧桡侧半月板撕裂、单侧尾极半月板切除术、单侧内侧半月板切除术 · 卵巢切除术		· 采用羊模型研究早期 OA 软骨、半月板的变化及相关治疗技术
马	· 自然发生的 OA · 腕后骨折、运动诱发 · 股骨内侧和胫骨外伤	· 掌指的韧带横断 · 骨软骨碎片 · 关节面划痕	· 菲律宾菌素 · 脂多糖 · 两性霉素聚乙烯醇泡沫颗粒 · 木瓜蛋白酶 · 关节内注射类固醇，胶原酶细胞因子	· 用于研究关节软骨修复、骨软骨缺损和自然发生的骨重建
斑马鱼	· 基因敲除，如 *COL-10A1*			· 斑马鱼模型在 OA 基因相关病理研究中的应用

续表

	自发的	手术诱发	化学诱导	应用实例
猪	·骨折后	·ACLT，卵巢切除，ACL 重建，关节沟模式 ·关节镜检查 ·微型猪软骨表面置换：ACLT 和 ACL 重建		·猪模型用于研究局灶性软骨缺损的修复和再生
牛	·膝盖中自然发生的 OA	· ACLT		
非人类灵长类动物	·自然发生的 OA ·在猕猴中自然发生的 OA ·转基因模型	·半月板切除术、猕猴卵巢切除术 ·食蟹猴卵巢切除、颅交叉韧带横断术 ·关节槽 ·ACLT ·部分内侧和 MMx ·固定 ·冲击载荷，软骨损伤 ·关节槽 ·局部和 MMx ·经关节机械撞击髌股关节，撞击股骨髁	·食蟹猴胶原酶的诱导 ·同种异体软骨微粒	·利用非人类灵长类动物的自然发生和转基因模型研究 OA 的一般特征 研究 OA 的缓慢进展和模仿自然发生疾病的发病机制 ·自然发展为 OA 非人类灵长类动物模型已被用于治疗干预临床前试验 ·采用关节撞击模型

与马、猪和犬等大型动物模型相比，小鼠、大鼠、豚鼠和兔等小型动物模型实验更容易、更快、更便宜，也更容易获取。较小的动物模型比较大的动物模型更容易处理和饲养，但由于它们的体积较小，提取的组织样本要小得多，因此与人类相比，它们在解剖学和组织学结构上的差异往往更大。较大的动物模型比较小的动物模型具有更多优势，因为它们与人体模型在解剖学上有更大的相似性。例如，犬的关节软骨厚度只有人类软骨的一半，而老鼠的关节软骨厚度最多只有人类软骨的 1/70。

此外，在较大的动物身上可以进行更广泛的实验，如反复的滑膜液收集和成像。由于较大的动物寿命更长，所以在这些个体上可以观察到与人类类似的 OA 缓慢发展进程，以及 OA 终末期病变。虽然缓慢发展的 OA 模型能更准确地反映人类 OA，但这些模型的成本更高，也更加耗时。而且在使用较大的动物模型时需要考虑更多的伦理因素，如使用非人类灵长类动物和犬科动物。基于此，犬类、山羊、牛和猪等动物模型比其他动物模型更适合 OA 研究。表 3 总结了 OA 研究中各种动物种类的优缺点。

表 3　不同 OA 动物模型的优缺点

动物模型	优点	缺点
小鼠	·小鼠的寿命较短（一般为 1 年或 2 年），因此 OA 发展较快，使小鼠成为研究整个疾病过程的简单模型 ·小鼠的体型较小，整个关节可以进行组织学切片 ·小鼠易于管理，维护成本低，发病快，其完整基因组可供研究遗传因素，特别是软骨变性、骨重塑和炎症相关基因 ·转基因小鼠模型易于制作，可用于研究 OA 发病机制 ·小鼠模型可用于毒理学实验，为 OA 的分子基础研究奠定基础	·在不同品系的小鼠之间观察到结果的巨大差异 ·疾病的严重程度随年龄而异，年龄较大的老鼠更能代表人类疾病 ·难以确定骨骼的成熟度，因为生长板往往不完全闭合 ·小鼠在解剖学和组织学上与人类不同，如小鼠有较厚的钙化软骨层，没有 3 个不同的软骨细胞层，软骨比人类薄 70 倍 ·由于小鼠解剖尺寸小，大体病变和损伤程度评估存在一定难度 ·小鼠的疾病发展和过程比人类快（几周而不是几十年） ·小鼠的体型使得手术诱导 OA 更具挑战性 ·在手术诱导的模型中，小鼠的术后管理相对困难
大鼠	·大鼠软骨较小鼠软骨厚，可引起部分和全层软骨缺损 ·大鼠很少经历术后感染，因此有用的动物模型是手术诱导 OA ·大鼠易于管理，维护成本低 ·由于大鼠体型较大，在大鼠身上做手术要比在小白鼠身上容易 ·完整的大鼠基因组可供研究 ·MMT、MCL 切片和碘乙酸盐模型用于研究疼痛 ·大鼠模型在毒理学实验和软骨修复技术的研究中很有用	·自然发生的 OA 在大鼠中并不常见，在不同品系的大鼠之间经常观察到结果的差异，疾病的严重程度随着年龄的增长而变化，年龄较大的大鼠往往表现出更严重的 OA ·确定大鼠的骨骼成熟度是很困难的 ·大鼠膝关节内侧有大量高血管化的脂肪组织和肌肉 ·术后大鼠立即恢复负重，加速关节退变 ·目前还没有转基因大鼠模型，对大鼠的术后管理也很有挑战性

续表

动物模型	优点	缺点
豚鼠	· 豚鼠模型与人类 OA 具有类似的组织病理学表现 · 豚鼠相对较大，可以很容易地收集组织样本进行检测，整个关节可以进行组织学切片 · 豚鼠很容易管理 · 具有自然发生的 OA 特性 · Hartley 豚鼠可用于研究 OA 的危险因素，如体重指数和年龄	· 每只豚鼠的体重，以及是单独饲养还是成对饲养都会影响其 OA 的严重程度 · 与人类不同的是，豚鼠术后会恢复负重，加速关节退化 · 豚鼠骨骼成熟的时间很快
猫	· 猫的体型较大，可以收集组织和滑膜液 · 具有完整的猫基因组	· 管理困难，成本较高，而且存在情感依恋相关伦理问题 · 个体间存在遗传变异
兔	· 兔中较常见自然发生的 OA · 兔模型对研究化合物的功效有一定的参考价值 · 兔全基因组可用	· 兔的步态与人类差异较大，8 ～ 9 个月大的兔才能保证骨骼的成熟并用于 OA 的研究 · 兔软骨较人类软骨薄 10 倍，软骨细胞密度较高，同一关节内软骨带层差异较大 · 兔半月板细胞较多，血管穿透性较差，愈合速度比人类半月板快 · 兔软骨可以自行愈合和再生 · OA 的进展随着手术诱导后家兔的年龄而变化，在年龄较大的家兔中进展较快

续表

动物模型	优点	缺点
犬类	·犬类的解剖结构和疾病发展进程与人类相似 ·犬类表现出较高的 OA 发病率 ·犬类术后易于管理和训练 ·手术损伤在犬类中发展缓慢，类似于人类 ·犬类的肠胃生理机能与人类相似 ·犬类模型被广泛应用，因此可以在不同的研究中进行比较，犬类的较大尺寸允许组织和液体收集，犬类的完整基因组是可用的 ·自然发生的 OA 模型可用于干预临床前试验	·与人类相比，犬类具有不同的关节生物力学和步态，它们的骨骼要到 9 ～ 18 个月才能发育成熟，它们的软骨厚度只有人类软骨的一半 ·存在情感依恋相关伦理问题，管理成本高昂 ·犬类在个体间表现出遗传变异
山羊	·从解剖学上讲，膝关节的后膝关节与人的膝盖非常相似 ·膝关节的大小与人类膝关节最接近，越大越好 ·动物的大小允许组织和液体收集，山羊软骨厚度接近人类的厚度 ·与大多数大型动物相比，山羊价格便宜，易于在研究中使用，它们可以用来研究软骨修复 ·完整的山羊基因组	·软骨厚度因个体、骨骼而异 ·山羊的骨骼成熟期至少要到 2 岁以上 ·软骨愈合能力因山羊的年龄而异，年轻山羊具有较好的愈合能力 ·软骨修复的结果在短期和长期是不同的，所以评估进展需要较长时间点 ·鲜有自然发生的 OA
绵羊	·与大多数大型动物相比，绵羊价格便宜 ·绵羊模型的优点同山羊模型	·绵羊模型的缺点同山羊模型

续表

动物模型	优点	缺点
马	·马的体型较大，便于组织和体液收集 ·解剖和组织学上马膝关节类似于人类的膝盖关节软骨的厚度和细胞结构非常相似，软骨的生化组成和性质最可比 ·有一个广泛的成像及临床测试，包括康复技术－自然发生的 OA 模型是可用的	·由于马的体型庞大，饲养和管理都很困难，且价格不菲
斑马鱼	·斑马鱼模型是研究 OA 基因相关病理学和斑马鱼基因组的有效方法	·斑马鱼没有滑膜关节
猪	·猪膝关节在解剖学上与人类膝关节相似，猪的免疫系统和胃肠生理与人类相似 ·猪在解剖学、神经生物学、心血管系统、胃肠道和基因组方面与人类最为相似 ·转基因模型是可行的，猪是一个有用的模型，以研究修复和再生局灶性软骨缺损 ·猪的关节大小、负重能力和软骨厚度与人类相似	·猪的半月板较宽，十字韧带比人类的长 ·猪的骨骼成熟是在 10 ～ 24 个月的年龄
牛	·牛软骨厚度、细胞厚度和髌骨带状软骨层与人类股骨髁相似 ·牛半月板在生物力学上与人类半月板相似 ·完整的牛基因组可用	·牛胫骨外侧平台软骨较人胫骨平台软骨薄，细胞较多，带状软骨厚度不同

续表

动物模型	优点	缺点
非人类灵长类动物	·非人类灵长类动物与人类有着相似的解剖学、遗传学、生物学、行为学和生理学 ·OA 的病理和年龄与疾病严重程度的关系与人类非常相似 ·非人类灵长类动物体型较大，可以收集组织和液体，某些物种也可以获得完整的灵长类基因组	·非人类灵长类动物价格昂贵，在伦理上难以饲养，如黑猩猩表现出与人类相似的抑郁和创伤后应激障碍 ·非人类灵长类动物寿命长，疾病发病时间长，既费时又费钱 ·要取得足够的研究对象编号有困难 ·饲养和管理非人类灵长类动物是一项挑战

（3）当前 OA 模型面临的挑战

目前，OA 研究中还没有动物模型的金标准。由于动物和人类在个体大小、解剖学、组织学（特别是软骨厚度）、生物力学和生理学等方面存在差异，所以动物模型和人类疾病之间的转化非常困难。动物与人类之间的种属特异性差异还体现在疾病的病理和发展进程的不同，以及正常关节的稳态，尤其是关节内的修复过程的不同，这些也是需要面对的挑战。在某些动物中，不同的 OA 诱导方法有时也会导致 OA 表现的差异。因此，有必要减少实验的可变性，提高数据的可靠性。不同的动物模型可以代表疾病的不同阶段，这使得选择出完全反映人类疾病的动物模型具有挑战性。

除此之外，关于 OA 的定义及哪些分子与这种疾病有关的争论也越来越多，部分原因是目前的体外模型无法实现自然发生的 OA 疾病进程中不同关节部分间的重要的组织间交流。为了更好地了解 OA 中关节损伤的机制，尤其是病变的发生顺序及不同组分间的相互作用，有学者建议，应该把更多的注意力放在开发三维（3D）细胞培养和基于外植体的组织培养模型，这能够更好地研究各组分间的相互作用。

在理想的动物模型中，必须可靠地诱发 OA，具有 100% 的外显率，并在适当的时间范围内，具有与人类相近的疾病特征。动物模型中的疾病进展也应该考虑到疾病发生的所有阶段，以确保完全检测到所有的治疗效果。动物必须便宜，易于饲养和管理，但也要足够大的规模，以允许进行全面的分析。这种动物在解剖学、生物力学和组织学上也必须与人类相似。因此，一些动物物种（如犬类、山羊、牛和猪模型）比其他动物更适合OA研究。

（4）潜在的OA模型

OA是一种全关节疾病，人体OA的黄金标准模型必须允许关节不同组织之间进行信号交流。骨软骨栓模型可以克服许多目前各种模型所面对的挑战和限制。骨软骨栓模型包含了OA中受到影响的关键关节组织，并保留这些组织间的重要相互作用，这与人类OA中所见到的一样。有少数研究使用牛、马和人的骨软骨栓作为OA的体外模型。这些基于骨软骨栓的模型前景广阔，应鼓励进一步的研究，作为开发OA金标准模型的基础。在模型设计中，使用细胞因子如IL-1β及肿瘤坏死因子-α（TNF-α）可以成功地诱导OA的发生。

OA是一种复杂的疾病，许多细胞因子和趋化因子在OA滑膜中表达，并在滑膜液中被检测到。因此，在模型设计中，研究者应考虑使用滑膜组织和（或）活动性OA患者的滑膜液诱导OA。骨软骨栓可以从股骨髁、胫骨平台、髌骨等关节表面获得。获取骨软骨栓方法包括使用不同尺寸的移植物收获器、活组织穿孔机、镶嵌成型骨凿、金刚石尖头圆柱形切割机或外科环形磨钻。

骨软骨栓模型，特别是基于人体组织的模型，对于筛选新的疾病修饰性 OA 药物（disease modifying osteoarthritis druys，DMOADs）将是非常宝贵的方法。目前，有许多 OA 药物处于不同的开发阶段。这些药物的早期研究是在动物模型中进行的，但通过使用这种新模型可以直接在人体组织上测试这些药物。骨软骨栓模型也可以用来发现 OA 的新标志物。

（5）结论

很明显，我们对 OA 的理解是有限的，因为我们没有一个合适的模型可以准确地反映自然的人类 OA。虽然动物模型提供了有关疾病机制的重要信息，但目前用于 OA 研究的模型中没有一个重建自然的体内环境，并允许研究整个疾病过程。由于解剖学和生物力学的差异也使人类模型和动物模型的可转换性成为一个巨大的挑战。动物模型的成本及易于管理也是研究中需要考虑的一个重要方面。小型动物模型在可用性、操作性和管理性方面具有很多优势；大型动物模型（如犬、猪），在生理上更接近人类，在疾病进程方面也更接近人类，它们的体型更大，允许开展更广泛的分析技术和调查研究。

目前 OA 研究中使用的模型各有优缺点，很明显所有这些模型都存在一致的问题，即阻碍了我们理解 OA 发病机制。为了更好地理解 OA 的病理过程，唯一的方法是为 OA 创建一个黄金标准模型。共识模型使我们更好理解 OA 的特定阶段和各组分间的相互作用。同时该模型可用于比较不同研究小组之间的数据，测试临床前药物，确定和测试可能的 OA 关节组织生物标记靶点。

骨软骨栓模型是一种很有前途的 OA 新模型，能够为概念证明和机制研究提供可靠的模型，有助于发现针对 OA 的治疗药物。该模型也将有助于减少科研中实验动物的使用所带来的财务、伦理和时间方面的问题，并且体现了 3Rs 原则，即在科研中替代、减少和改善动物的应用。

参考文献

1. THYSEN S，LUYTEN F P，LORIES R J.Targets，models and challenges in osteoarthritis research. Dis Model Mech，2015，8（1）：17-30.

2. KUYINU E L，NARAYANAN G，NAIR L S，et al. Animal models of osteoarthritis：classification， update， and measurement of outcomes. J Orthop Surg Res，2016，11：19.

3. FANG H，BEIER F. Mouse models of osteoarthritis：modelling risk factors and assessing outcomes. Nat Rev Rheumatol，2014，10（7）：413-421.

4. COPE P J，OURRADI K，LI Y，et al. Models of osteoarthritis：the good，the bad and the promising. Osteoarthritis Cartilage，2019，27（2）：230-239.

骨代谢调节剂治疗骨关节炎的现状与前景

如前所述，在OA进展过程中会出现骨改变，包括软骨下骨的骨转换增加、小梁结构矿化不足、骨赘形成、骨髓病变和软骨下骨板硬化。同时，另有研究表明，部分骨代谢调节剂表现出对OA的治疗潜能，包括雌激素、选择性雌激素受体调节剂、二磷酸盐、雷尼酸锶、降钙素和甲状旁腺激素等在内的骨代谢调节剂，可通过影响骨代谢甚至骨－软骨双靶向作用在一定程度上干预OA的进程。

二磷酸盐（bisphosphonates, BPs）问世已经约有50年的历史，对临床上应用骨靶向药物产生了重大影响。长期以来，BPs被认为是向骨骼组织递送药物的金标准。BPs通过对破骨细胞产生毒性或干扰破骨细胞中胞内的特定途径而起治疗作用。BPs是焦磷酸盐（Pyrophosphate，PPi；P-O-P）的类似物，其中氧原子被碳原子取代，由一个中心碳原子（C）与两个磷酸原子（P）加上两个侧链（R1 和 R2）连接形成的化合物，产生 P-C-P 键，P-C-P 结构允许通过改变碳原子上的两个侧链 R1 和 R2，或通过酯化途径改变磷酸基团而形成各种药物。两个侧链的存在使得能够合成具有不同性质的化合物，可抑制酶的水解作用，其先作为钙化抑制剂进行研究，用于抵抗碱性磷酸酶的水解作用。通常，R1 上的羟基存在增强了 BPs 对钙晶体的亲和力，而 R2 上氮原子的存在增强了其效力并决定了其作用机制。BPs 根据其组成成分中是否含氮主要分为两类，含氮 BP（NBP）与非含氮 BP（Non-NBP）。NBP 包括阿伦磷酸盐、帕米磷酸盐、利塞磷酸盐、伊班磷酸盐和唑来磷酸盐；简单的 BP 或 Non-NBP 包括依替磷酸盐和氯磷酸盐，在动物中进行了测试并已应用于临床。阿伦磷酸盐、帕米磷酸盐和唑来磷酸盐目前广泛用于临床治疗相关骨病。BPs 可以口服或静脉给药，但在人体中的吸收率很低（NBP 的吸收率约为 0.7%，而 Non-NBP 的吸收率略高为 2% ～ 2.5%）。由于通过口服途径给药生物利用度较低，大多数 BPs 通过静脉途径给药，可广泛分布于全身——主要分布在骨骼中，部分分布在肝脏、肾脏和脾脏等软组织中。BPs 优先结合于具有高转换率的骨骼，因此其在骨骼中也会出现分布不均的现象。羟基磷灰石（hydroxyapatite，HA）是皮质骨中的主要成分，BPs 对 HA 具有亲和力，并且优先与 HA 结合。作为单一药物，BPs 可抑制破骨细胞对骨的吸收，并可同时增强成骨细胞分化，从而促进骨形成，所以它们广泛用于治疗骨质疏松症。但近年来人们发现 BPs 具有不同的骨骼外生物学效应（如抗炎和促炎作用），有益于 OA 的治疗，成为一种潜在性 OA 改善药物（DMOADs）。研究人员对此进行了大量的基础和临床试验，但是对于二磷酸盐类药物对 OA 炎是否具有治疗作用，以及其可能存在的作用机制尚有不同观点。

10. 二磷酸盐类药物可以保护骨关节炎模型软骨和软骨下骨进而延缓骨关节炎的病理发展，但作用机制和临床应用有待研究

（1）基础实验研究

课题组前期动物实验中，证实了早期给予二磷酸盐治疗可以通过增强软骨下骨骨量来降低关节软骨的退变。在采用兔前交叉韧带横断（anterior cruciate ligament transection，ACLT）的实验动物模型与给予阿伦磷酸钠（ALN 治疗组）皮下注射治疗 2 个月实验，结果发现在模型组膝关节面完整性破坏，无光泽，股骨内侧髁关节软骨全层溃疡表面大面积粗糙，多处溃疡与软骨边缘较大的骨赘，而在 ALN 治疗组关节软骨表面软骨完整，较少的轻度不连续的纤维化与较小的骨赘，其余大部分软骨表面光滑且边缘无骨赘形成（图 5）。

经 HE 与番红 O 染色组织病理学发现，模型组软骨表明呈不同程度的表面纤维化，甚至出现裂纹，细胞丢失，细胞克隆，多细胞软骨细胞簇，番红 O 染色明显丢失（图 6B，图 6E）。而 ALN 治疗组软骨呈浅表层的扁平细胞变为圆形与肥大，番红 O 染色轻度消失，可见轻度纤维化（图 6C，图 6F）。马丁评分证实，ALN 可显著改善关节软骨的退变（$P < 0.05$）。

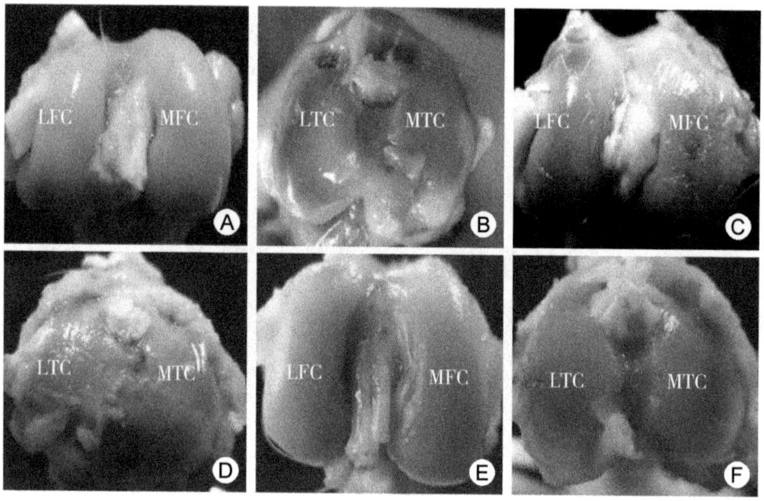

A：Sham 组，股骨远端；B：Sham 组，胫骨平台；C：ACLT+NS 组，股骨远瑞；D：ACLT+NS 组，胫骨平台；E：ACLT+ALN 组，股骨远端；F：ACLT+ALN 组，胫骨平台。从股骨髁和胫骨髁的样本切除具有软骨和软骨下骨的关节组织。MFC，股骨内侧髁；LFC，股骨外侧髁；MTC，内侧胫骨髁；LTC，外侧胫骨髁。

图 5　膝关节大体轮廓（彩图见彩插 4）

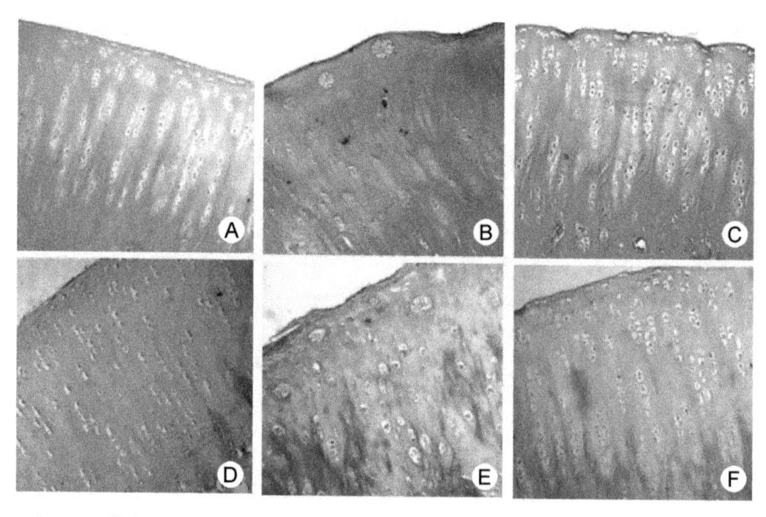

A：Sham 组，HE 染色；B：ACLT+NS 组，HE 染色；C：ACLT+ALN 组，HE 染色；D：Sham 组，番红 O 染色；E：ACLT+NS 组，番红 O 染色；F：ACLT+ALN 组，番红 O 染色。

图 6　股骨远端关节软骨组织学结果（200×）（彩图见彩插 5）

随后通过对软骨损伤区域免疫组织化学染色发现，软骨细胞中基质金属蛋白酶 13（matrix metalloproteinase 13，MMP-13）的阳性细胞数和免疫染色强度在模型组中显著增加，特别是在成熟和肥大软骨细胞的细胞质中；但是，经 ALN 治疗干预后，软骨中 MMP-13 的阳性细胞数和免疫染色强度显著低于模型组，而软骨细胞中骨成型蛋白 2（bone morphogenetic protein2，BMP2）的阳性细胞数和免疫染色强度在模型组中显著降低，而在 ALN 治疗组中显著升高（图 7，表 4）。

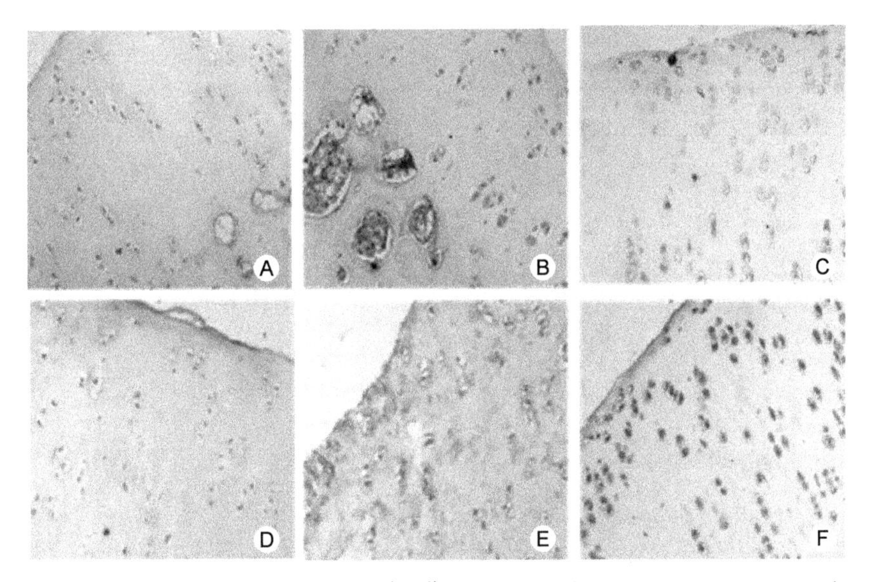

ALN 对软骨损伤区域 MMP-13 与 BMP-2 表达作用。A：Sham 组，MMP-13；B：ACLT+NS 组，MMP-13；C：ACLT+ALN 组，MMP-13；D：Sham 组，BMP-2；E：ACLT+NS 组，BMP-2；F：ACLT+ALN 组，BMP-2。

图 7 免疫组织化学分析（200×）（彩图见彩插 6）

表 4　免疫组织化学 IOD 值结果

组别	Typen Ⅱ collagen	BMP-2	MMP-13
Sham	29 685.86±6 175.23	6 817.13±2 080.31	5 519.63±1400.60
ACLT+NS	9 932.8±4 295.54*	15 665.43±993.44*	24 304.67±3 256.06
ACLT+ALN	23 134.09±4 520.28#	19 348.32±1 608.60*#	11 195.52±1 909.92*#

注：*$p < 0.05$，与 Sham 组相比；#$p < 0.05$，与 ACLT+ NS 组相比。

ALN 对软骨下骨的作用，分别对股骨内外侧髁、股骨远端 1/4 部位的软骨下骨进行骨密度检测，发现 ALN 治疗组的 BMD 均显著高于 ACLT+NS 组（表 5）。

表 5　软骨下骨的 BMD 分析（g/cm^2）

组别	R	R1	R2
Sham	0.29±0.02	0.29±0.02	0.25±0.02
ACLT+NS	0.27±0.02	0.25±0.01*	0.25±0.02
ACLT+ALN	0.31±0.03#	0.33±0.03*#	0.28±0.02*#

注：*$p < 0.05$，与 Sham 组相比；# $p < 0.05$，与 ACLT+ NS 组相比。

此外，通过对软骨下骨与软骨下骨板进行 Giemsa、von Kossa 和荧光染色组织形态测定法测量发现，与模型组相比，ALN 治疗组关节软骨下骨骨体积分数、骨小梁厚度和骨小梁数量显著升高，而骨小梁分离度显著降低。ALN 治疗组中标记周长百分比（percent labeled perimeter，%L.Pm）与骨形成率（Bone formation rat，BFR/BV）显著低于 ACLT+NS 组（图 8，表 6）。此外，ALN 治疗组中软骨下骨板的厚度与软骨下骨孔隙率也均显著低于模型组（图 8，表 7）。

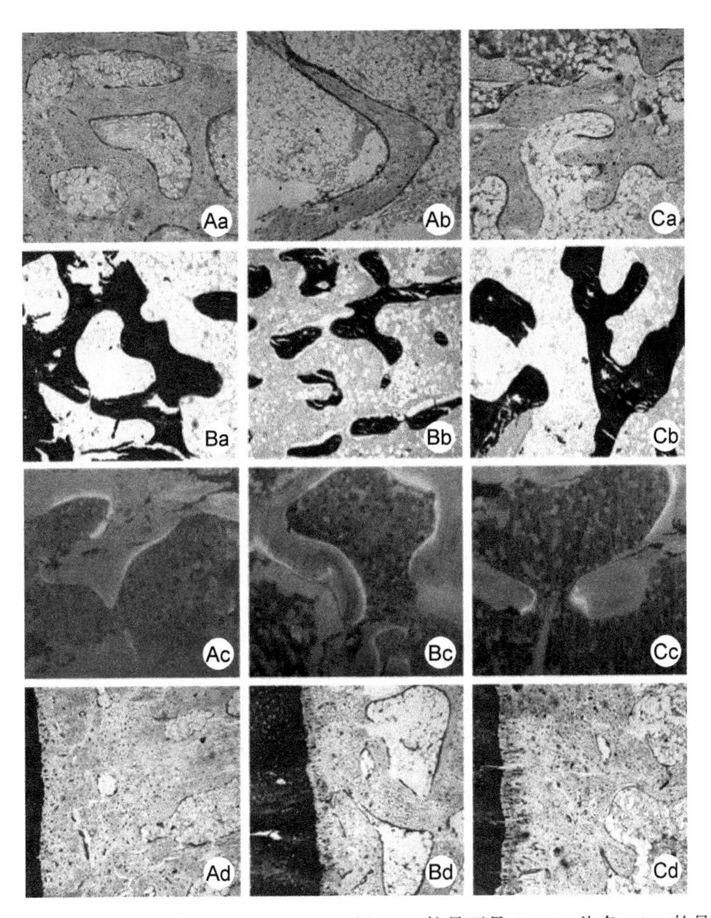

A：Sham 组；B：ACLT+NS 组；C：ACLT+ALN 组；a：软骨下骨 Gemisa 染色；b：软骨下骨 von Kossa 染色；c：软骨下骨免疫荧光染色；d：软骨下骨板 Gemisa 染色。

图 8 ALN 对软骨下骨或软骨下骨板组织化学分析（200×）（彩图见彩插 7）

表 6 软骨下骨骨组织形态学分析结果

组别	Sham	ACLT ± NS	ACLT ± ALN
BV/TV（%）	43.89 ± 12.25	22.28 ± 6.29*	42.66 ± 6.65*
Tb.Th（μm）	161.70 ± 43.35	100.80 ± 27.37	146.50 ± 33.46*
Tb.N（#/mm）	2.78 ± 0.76	2.23 ± 0.39	3.00 ± 0.58#
Tb.Sp（μm）	217.86 ± 91.76	358.32 ± 72.57*	196.72 ± 44.37#

续表

组别	Sham	ACLT±NS	ACLT±ALN
%L.Pm（%）	10.36±5.76	22.91±7.02*	13.52±3.37#
MAR（μm/d）	0.22±0.07	0.32±0.28	0.17±0.09
BFR/BS（μm/d×100）	0.16±0.15	0.62±0.27*	0.23±0.12#

注：*$p<0.05$，与 Sham 组相比；#$p<0.05$，与 ACLT+ NS 组相比。

表 7　软骨下骨骨板厚度与孔隙率

组别	Sham	ACLT+NS	ACLT+ALN
Porosity（%）	6.95±6.95	19.77±5.96*	3.26±1.85#
Subchondral plate thickness（μm）	601.01±16.38	399.62±17.56*	669.01±8.68#

注：*$p<0.05$，与 Sham 组相比；#$p<0.05$，与 ACLT+ NS 组相比。

在本研究中，证明了 ALN 对早期 OA 起到软骨保护作用。通过 OA 的兔模型，发现 ALN 可以抑制软骨降解，其作用机制是与升高软骨细胞中Ⅱ型胶原、BMP-2，同时抑制 MMP-13 的表达调节软骨代谢相关。本研究结果提示，在 OA 早期 ALN 可能通过部分抑制软骨下骨骨吸收进而延缓，软骨下骨骨丢失及微观结构的退变，进而发挥软骨保护作用。因此，在实验性 OA 的发展过程中，ALN 可能抑制软骨退变，同时抑制软骨下骨转换。随后，在大鼠模型中也进一步验证了 ALN 可通过调控软骨基质代谢和软骨下骨的骨重建部分延缓 OA 进程。

同时在后续研究中发现 ALN 能抑制 MMP-13 在软骨细胞中的表达，促进Ⅱ型胶原的合成，具有一定的软骨细胞保护功能。

ALN 防止 OA 关节软骨降解的机制可能与其抑制软骨细胞产生 MMP-13，阻止关节软骨基质降解，促进软骨基质合成有关。

在体外实验中，IL-1β 诱导后的 B1 组软骨细胞中 Col-Ⅱ蛋白和 mRNA 表达均低于 C1 组；A1 组软骨细胞中 Col-Ⅱ蛋白和 mRNA 表达水平均显著高于 B1 组，与 C1 组间差异无统计学意义。同时，ALN 可抑制 IL-1β 诱导的软骨细胞中 MMP-13 的表达，提示 ALN 具有保护软骨细胞功能的作用（图 9，图 10）。

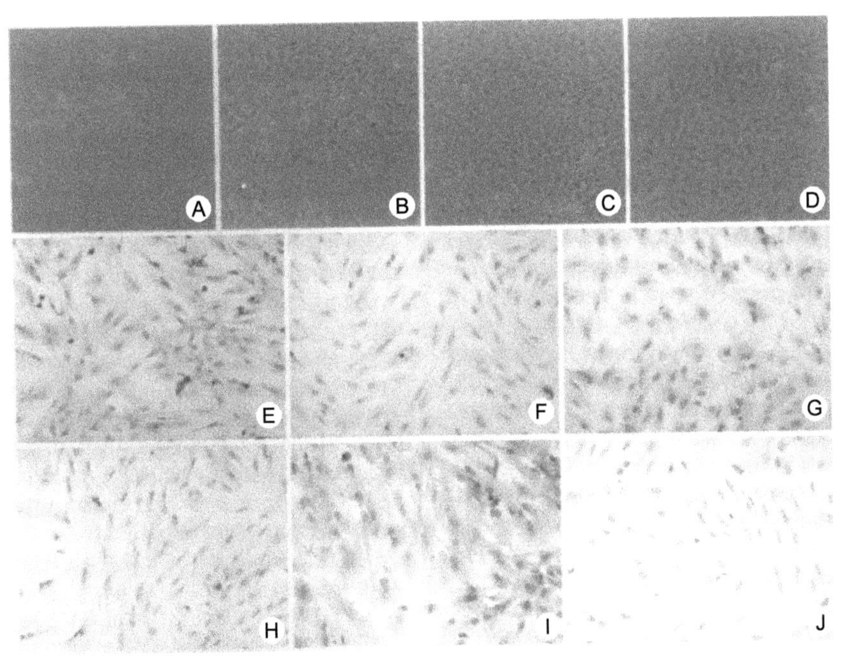

A、E、H：原代软骨细胞培养 3 天；B、F、I：原代软骨细胞培养 7 天；C、G、J：原代软骨细胞培养 10 天；D：第 3 代软骨细胞。

图 9　软骨细胞形态学观察（40×）（彩图见彩插 8）

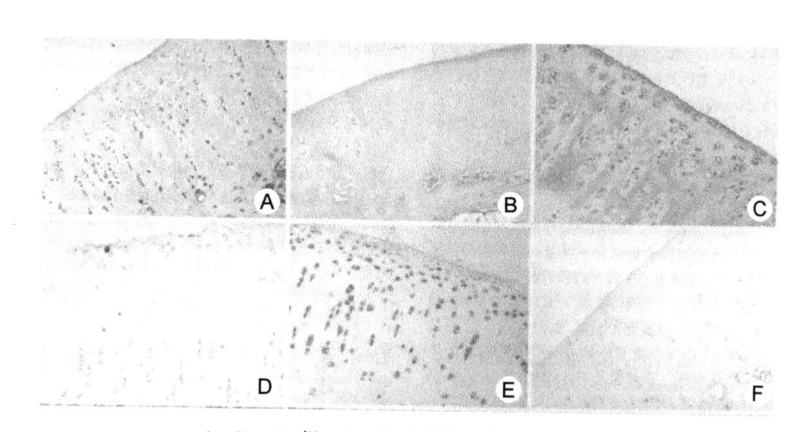

A、D：A2 组；B、E：B2 组；C、F：C2 组。

图 10　各组 8 周时Ⅱ型胶原免疫组织化学染色观察（200×）（彩图见彩插 9）

骨组织形态计量学测量发现，ALN 可以显著改善兔 OA 软骨下骨的微结构 B2 组软骨下骨骨小梁体积比，骨小梁厚度低于 A2、C2 组（$P < 0.05$），骨小梁分离度、荧光百分率和骨形成率高于 A2、C2 组（$P < 0.05$）。以上指数 A2 组与 C2 组差异均无统计学意义（$P > 0.05$）。各组间骨小梁数目、矿化沉积率差异均无统计学意义（$P > 0.05$），见表 8。

表 8　各组 8 周时骨组织形态计量（n=8）

组别	BV/TV (%)	Tb.Th (μm)	Tb.N (#/mm)	Tb.Sp (μm)	%L.Pm (%)	MAR (μm/d)	BFR/BS (μm/d · 100)
A2	36.49 ± 2.41#	124.58 ± 18.50#	3.00 ± 0.58	218.64 ± 44.00#	13.53 ± 3.37#	0.18 ± 0.09	0.24 ± 0.12#
B2	22.28 ± 6.29*	100.80 ± 27.37*	2.23 ± 0.39	358.32 ± 72.57*	22.91 ± 7.02*	032 ± 0.28	0.62 ± 0.27*
C2	38.89 ± 4.12	148.75 ± 27.88	2.78 ± 0.76	233.80 ± 63.93	11.45 ± 5.35	0.13 ± 0.07	0.17 ± 0.14

注：# $p < 0.05$，与 B2 组相比；* $p < 0.05$，与 C2 组相比。

为了进一步验证 ALN 对实验性 OA 的保护作用及其机制，课题组又对实验动物大鼠 OA 模型分别进行了体内、体外实验研究。同样，在大鼠 OA 体内实验研究中，发现 ALN 可以延缓 ACLT 大鼠 OA 的关节软骨退变，其作用机制可能与下调 MMP-13 的表达和增加软骨下骨骨量相关。同时在 OA 早期给予 ALN 治疗能够抑制软骨下骨吸收，增加骨小梁厚度和数目，降低骨小梁分离度，有效提高骨量和改善骨小梁结构，从而也延缓了关节软骨的退变，进而证实了骨量维持可以预防关节软骨退变。

在 ALN 干预大鼠膝关节 OA 软骨细胞的体外研究中，同样发现 ALN 可以保护大鼠 OA 软骨细胞。原代软骨细胞的第 2、第 3 代细胞生长旺盛，1 周左右即可融合成片，HE 染色表明培养细胞呈多角形，细胞质为均质状，较疏松，呈紫红色；细胞核较大，呈圆形或椭圆形，位于中央，呈蓝色。同时，甲苯胺蓝染色表明培养细胞单层生长，细胞间基质为紫红色，呈异染性，说明培养细胞为软骨细胞。给予 10 ng/mL 重组人 IL-1β 后，可对大鼠软骨细胞造成损伤，其诱导后的软骨细胞可作为 OA 软骨细胞受损模型。经免疫组织化学染色与实时 PCR 检测证实，与 IL-1β 诱导组相比，ALN 可以显著促进软骨细胞中 Col-Ⅱ的表达，而抑制 MMP-13 的表达，同时显著抑制软骨细胞中 β-catenin 的表达。表明 ALN 可能通过影响经典的 Wnt/β-catenin 信号降低 MMP-13 的表达进而抑制 OA 软骨细胞中 Col-Ⅱ的降解，以实现其保护软骨细胞的作用。

研究表明，ALN 可作为潜在的疾病矫正药物，因为软骨下骨量的增加限制了 OA 发病的进展。目前，此项发现也得到了国内外许多学者的支持，Hayami 等人对大鼠进行前交叉韧带横断（ACLT）手术，造成大鼠膝关节不稳定性 OA，然后给大鼠皮下注射两种剂量（30 μg/kg · w 和 240μg/kg · w）的 ALN，对术后 2 周和术后 10 周的标本进行分析发现：ALN 给药组大鼠的膝关节无论是 Mankin 评分，还是组织切片中关节软骨的结构表现及软骨细胞的构成都要好于未给药的 ACLT 大鼠，并且 ALN 给药组大鼠血清中软骨寡聚基质蛋白（COMP）、尿中 I 型胶原 C 端肽片段（C-telopeptide of type I collagen，CTX-I）和Ⅱ型胶原 C 端肽片段（C-telopeptide of type Ⅱ collagen，CTX-Ⅱ）都明显减少，而 COMP、CTX-Ⅱ正是Ⅱ型胶原蛋白的代谢产物，CTX-Ⅰ则是 I 型胶原的代谢产物。这些结果表明，两种剂量的阿伦磷酸钠都能减少软骨的降解、抑制软骨下骨的骨重塑发生，高剂量的阿伦磷酸钠还可以抑制骨赘的形成。Doung 与其团队发现，在手术诱导的 OA 模型中，给予二磷酸盐治疗可通过对软骨下骨及软骨的保护作用，显著改善 OA 进展的严重程度。Zhu 等人同样也证明了在卵巢切除大鼠模型中，早期给予 ALN 干预，可以通过抑制软骨下骨骨丢失显著延缓关节软骨的侵蚀。ALN 在 ACLT 兔 OA 模型中通过保护软骨细胞与细胞外基质的结构，下调软骨中 MMP-13、IL-1β、COLX、VEGF 与 RANKL 的表达，以此维持软骨硬度，抑制软骨退变。

除了阿伦磷酸之外，其他二磷酸盐类药物同样也展现出了OA疾病修饰药物的作用。Muehlemen等人在实验中发现皮下注射唑来膦酸（zoledronic acid）能够抑制关节腔内注射木瓜凝乳蛋白酶引起的新西兰大白兔膝关节软骨基质的降解。Strassle等人发现，对碘乙酸注射的大鼠OA中，唑仑磷酸钠（zoledronate，ZOL）不仅对软骨下骨骨丢失与软骨退变有抑制作用，还可以显著缓解大鼠的疼痛。其他研究发现，ZOL对OA的进展有特定的作用，强调在OA的早期使用可以获得最大的治疗效果。

在MNX+OVX的小鼠模型中，帕米磷酸盐（Pamidronate，PAM）通过抑制软骨下骨的骨吸收减轻了OA的组织学，并降低了软骨中软骨聚集蛋白聚糖酶的表达。替鲁磷酸钠（tiludronate，TLN）是一种不含氮元素的BP，通过诱导破骨细胞凋亡，抑制细胞外基质降解与促炎性细胞运输的机制作用于骨骼，减少矿化骨基质的吸收，是目前唯一被批准用于改善马OA临床症状的药物。Moreau等人发现，TLN可以降低ACLT犬OA模型中软骨MMP-13、ADAMTS-5及软骨下骨中组织蛋白酶K（cathepsin k）的表达，并对犬的残疾步态与关节症状表现出积极的治疗作用。以上动物实验结果均表明二磷酸盐类药物对于OA均展示出了潜在的、有益的治疗作用。

但也有一些实验得出了相反结论，Myers等人利用犬ACLT模型进行的实验中发现NE-10035（二磷酸盐化合物）有效抑制了OA中软骨下骨的骨转换，但是并未减少骨赘的形成与软骨的破坏。最近，Ding 等人给予 6.5 个月龄豚鼠原发性 OA 模型两种剂量的阿伦磷酸钠（10μg/kg、50μg/kg），分别在给药后 9 周和 17 周对关节进行 Mankin 评分，并用 Micro-CT 检测软骨下骨，结果发现阿伦磷酸钠组豚鼠关节软骨损伤较盐水组更为严重，分析认为：阿伦磷酸钠组豚鼠膝关节软骨下松质骨骨量增加，但是由于松质骨纵向小梁减少，使得松质骨纵向极限应力和弹性模量并没有明显增加，同时由于阿伦磷酸钠对骨重塑的抑制，使得松质骨微损伤积累增多，给松质骨的机械特性带来了负面影响。这一系列改变使得作为吸收压力、缓冲震荡主要功能结构的软骨下松质骨对关节面软骨的保护作用受到削弱。

（2）临床试验研究

在临床试验方面，Carbone 等人的研究表明阿伦磷酸钠能够防止 OA 中软骨下骨的损伤，并能减轻患者关节的疼痛。Spector 等人报道，在临床随机对照试验中发现每日口服利塞磷酸盐（Risedronate，RID）的 OA 患者，一年后关节炎症状得到缓解，躯体功能得到改善，并且患者尿中 CTX- Ⅱ含量减少。Garnero 等人在进行唑来膦酸治疗 Paget's 病的临床试验时也发现患者用药后尿中 CTX- Ⅱ含量减少。另有最新报道，Garnero 等人对 2483 例膝关节 OA 患者进行了长达 24 个月的临床随机对照试验，结果发现在服用利塞磷酸盐 6 个月后，患者尿中 CTX- Ⅱ的含量较其用药前 CTX- Ⅱ基础值减小，并呈现出药物剂量依赖性，同时还发现如果患者尿中 CTX- Ⅱ基础值水平低（＜ 150 ng/mmol creatinine）或用药 6 个月后尿中 CTX- Ⅱ含量低于该值，那么该患者在研究开始后 24 个月时检测的关节腔间隙宽度（joint space width，JSW）、病理进展相关危险度均优于 CTX- Ⅱ含量最高（> 150 ng/mmol creatinine）的患者。这一结果不仅证明口服利塞磷酸盐能够减少患者尿中 CTX- Ⅱ含量，抑制关节炎的病理发展，还证明患者尿中 CTX- Ⅱ含量能为判断膝关节 OA 患者的预后提供信息。

在 Bingham 等人进行的随机对照试验中发现每天服用 5 mg、15 mg、35 mg 利塞磷酸盐的患者尿中 CTX- Ⅰ、CTX- Ⅱ的含量的确减少了，但是症状并无缓解；X 线片检查显示关节腔间隙宽度和骨赘数量与服用安慰剂组的患者相比没有明显差异，所以得出的结论是利塞磷酸盐虽能减少患者尿中软骨降解标志物的含量，但并不能减轻 OA 的症状，也不能减缓 OA 的病理进程。

（3）二磷酸盐类药物治疗 OA 作用机制的研究

目前对于 ALN 等二磷酸盐类药物抑制关节软骨降解、保护软骨细胞的机制尚不清楚。实验结果显示，ALN 可抑制 IL-1β 诱导的软骨细胞中 MMP-13 的表达，并且在体内实验中 ALN 治疗组关节软骨中 MMP-13 的阳性表达较 ACLT 盐水组减弱。因此，我们认为 ALN 通过抑制 MMP-13 在关节软骨中的表达抑制关节软骨降解、保护软骨细胞。

ALN 抑制 OA 中关节软骨降解的机制可能与其抑制软骨下骨的改变有关。关节软骨与软骨下骨从解剖结构、生理功能及关节炎病理过程来说均是不可分割、相互作用的整体。正常关节中软骨下骨主要作用为吸收压力及维持关节形态。研究发现，OA中软骨下骨重塑增多，并且软骨下松质骨发生特异性结构改变，导致软骨下松质骨弹性模量等力学指标发生改变。这些改变削弱了软骨下骨吸收通过软骨传导的压力的作用，而软骨下骨反作用于软骨的应力增加，这是软骨破坏的一个重要原因。此外，骨赘形成使关节面形态发生改变，从而导致关节软骨应力发生变化。因此，本课题组认为基于以上研究，二磷酸盐对OA的保护作用机制主要是通过直接和间接两种途径对软骨进行保护，并且两者又是相互作用、相互影响的。

1）直接作用

直接作用是指二磷酸盐类药物对于关节软骨的作用。OA中软骨的损伤由多方面因素造成，其中主要原因是由于软骨代谢信号途径的改变和软骨细胞外基质的降解。OA患者在异常机械应激的作用下滑膜细胞和软骨细胞产生炎性因子增多，其中IL-1β、TNF-α可以抑制软骨细胞分泌Ⅱ型胶原蛋白和蛋白多糖，同时促进水解蛋白酶和其他炎性因子的合成分泌，如基质金属蛋白酶（matrix meallo proteinases，MMPs）、IL-1β、IL-6、前列腺素E2、NO等。在这些蛋白酶和炎性因子作用下软骨进一步发生细胞凋亡和细胞外基质降解等病理改变。MMPs是软骨细胞外基质降解过程中重要的蛋白酶，其中MMP-13能够直接作用于Ⅱ型胶原蛋白，并将其降解，在软骨基质降解过程起关键作用。包括本课题组在内许多文献均有报道，在体外实验中发现二磷酸盐类药物抑制 MMPs 的作用。本课题组使用人重组的 IL-1β 分别诱导兔与大鼠的软骨细胞，模拟 OA 样软骨细胞改变，给予 1×10^{6} mol/L 的 ALN 可以显著抑制 OA 软骨细胞中 MMP-13 的表达，同时增加了 Col-Ⅱ的表达。体内实验结果也表明分别给予 10μg/kg · d 与 20μg/kg · 1/2d ALN 皮下注射的 ACLT 兔与大鼠的肥大软骨细胞中 MMP-13 的表达显著低于未给药的 ACLT 兔与大鼠，进而抑制了其对软骨中主要成分 Col-Ⅱ的分解。Hayami 等人的动物体内实验结果表明给予高剂量阿伦磷酸钠 240μg/kg · w 的 ACLT 大鼠的肥大软骨细胞中 MMP-13 的含量和软骨下骨中 MMP-9 的含量都明显低于未给药的 ACLT 大鼠。另外，由于 MMPs 对 TNF-β 具有激活作用，所以阿伦磷酸钠间接减少了活化 TNF-β 的含量，而 TNF-β 是促进骨赘形成的重要细胞因子。

二磷酸盐类药物除了对 MMPs 的抑制作用外，还能促进巨噬细胞的凋亡，所以此类药物在实验性 OA 和 RA 中有抗炎作用。另有大量体内、体外实验证实不含氨基的二磷酸盐类药物（如氯磷酸盐、替鲁磷酸盐等）能够抑制活化的巨噬细胞释放 IL-1β、TNF-α、IL-6 等炎性递质，从而减少炎症反应的发生。还有一些研究者在实验中发现二磷酸盐类药物能够直接作用于软骨细胞。早在 1980 年，Evans 等人发现氯磷酸钠（clodronate，CLD）在体内、体外都能促进生长期大鼠软骨胶原蛋白和骨胶原蛋白的分泌。Offel 等人在利用体外培养的牛关节软骨细胞进行的实验中发现，帕米磷酸盐和利塞磷酸盐能预防地塞米松引起的软骨细胞生长障碍和软骨细胞凋亡。从以上的研究可以发现，二磷酸盐类药物可能是通过多种途径对关节软骨进行保护。

2）间接作用

间接作用指的是二磷酸盐类药物通过对软骨下骨的作用来减少关节软骨的降解。与二磷酸盐类药物直接作用于关节软骨不同，更多的研究者认同二磷酸盐类药物是通过防止软骨下骨的重塑而减少软骨降解这一观点。

近年来研究发现，在 OA 的关节中，软骨下骨重塑增多，并且软骨下松质骨发生特异性结构改变，促使软骨下骨硬化发生，同时软骨下松质骨的弹性模量等力学指标也都发生改变。流行病学调查结果证实，在 OA 病理过程中有软骨下骨硬化的发生。这样的改变减弱了软骨下骨吸收通过软骨传导下来的压力作用，而软骨下骨反作用于软骨的应力却增加了，这是软骨破坏的一个重要原因。

另外，骨赘形成使关节面形态发生改变，从而也使关节软骨应力发生了变化。二磷酸盐类药作为一种重要的抑制骨重吸收的药物能够通过抑制破骨细胞在软骨下骨与软骨交界区域聚集、削弱破骨细胞功能、促进破骨细胞凋亡等机制防止软骨下骨重建。Hayami 等人在实验中皮下注射阿伦磷酸钠的 ACLT 大鼠尿中 CTX-Ⅰ明显减少，通过这一生化指标证明了阿伦磷酸钠有效抑制了 ACLT 大鼠的骨重吸收。董启榕采用 Hulth 造模方法造成兔膝关节不稳定性 OA，然后给予帕米磷酸盐治疗，分别在术后 2 周和术后 10 周对膝关节进行 Mankin 评分，并做了软骨下骨的力学检测。结果表明，给药组兔膝关节不仅 Mankin 评分明显低于未给药组，而且给药组兔膝关节软骨下骨载荷参数和弹性模量两个生物力学指标较正常组有所降低，但是都明显高于未给药组，并且 Mankin 评分结果与生物力学结果之间呈现出负相关性。这一实验结果不仅证明软骨下骨力学性能的下降能够引起软骨的损伤，而且还证明了帕米磷酸盐能够通过改善软骨下骨的力学性能来减缓关节软骨退变。此外，Hayami 等人认为高剂量阿伦磷酸钠有间接抑制 TGF-β 的活化作用，从而防止了骨赘形成，这是因为 TGF-β 能够促进血管侵入钙化软骨，增加新骨的形成。这又再一次证明关节软骨和软骨下骨是相互作用的整体。

在临床研究方面，Buckland-wright 等人对随机选择的 1242 例膝关节 OA 患者进行了长达 2 年的纵向研究，发现服用安慰剂患者的患侧胫骨内侧软骨下松质骨纵向小梁和水平小梁进行性丧失。这是由于在“应力屏障”效应作用下软骨下皮质骨板进行性变厚、展平而造成的。在实验中服用 15 mg/d 利塞磷酸盐的患者膝关节、胫骨内侧软骨下松质骨纵向小梁和水平小梁得以保持；服用 50mg/w 利塞磷酸盐的患者膝关节不仅软骨下松质骨水平小梁得以保持，而且粗大的纵向小梁数量增加。可见这两种剂量的利塞磷酸盐都能保持膝关节 OA 患者的软骨下骨结构完整。

3）展望

综上所述，目前多数研究结果表明二磷酸盐类药物能够延缓OA的病理发展，是一种潜在性的DMOADs。但是由于OA发病机制的复杂性及研究者实验设计的差异性，使得一些实验结果并不支持这一结论。对于进一步的研究来说，OA发病机制的研究和二磷酸盐类药物对软骨、软骨下骨作用机制分子水平的研究都是非常重要的研究内容。这不仅可以为临床应用提供依据，还可以为发掘其他潜在的可用于治疗OA的药物提供一定的理论基础。另外，通过总结过去的研究可以发现，研究者对于二磷酸盐类药物治疗OA存在着不同的观点，多是由于研究者的实验中采用了不同类型的动物关节炎模型，所以，一种稳定、可靠、具有权威性的动物关节炎模型对于基础实验研究结果的准确性是十分关键的。对于临床实验来说，迫切需要的是具有高敏感度、高可靠性、无创性，又能量化、动态评价OA病理发展的影像学检测方法或生物标志物，它将对二磷酸盐类药物治疗OA的研究，乃至整个DMOADs的开发、利用产生指导性意义。

11. 降钙素可以保护骨关节炎模型关节软骨且缓解疼痛，但目前临床研究并未得到预期结果

1961年，Copp等首次发现了降钙素（Calcitonin，CT）的存在，并证明其具有降低血钙的作用。CT是由32个氨基酸组成的天然多肽类激素，通过抑制破骨细胞活性而具有抗骨吸收的作用，

目前在临床中被广泛应用于治疗骨质疏松症。内源性 CT 由人类的甲状腺中的滤泡旁细胞（C 细胞）分泌，或鸟类、鱼类的腮腺分泌。尽管迄今为止有多种来源的 CT，但目前认为鲑鱼降钙素（Salmon Calcitonin，sCT）抗骨吸收的效果最好。当今 OA 治疗研究的重点已从控制症状逐步转移到对 OA 调节药物（DMOADs）的探索。因此，基于 OA 的病理生理机制，研究新型 OA 治疗药物及方法迎来了新的机遇和挑战。由于 CT 对 OA 关节的软骨及软骨下骨均具有一定的保护作用，目前认为 CT 具有成为 OA 治疗药物的潜力。

近年来，多项临床研究已证实 CT 对 OA 患者具有一定的治疗效果，并发现这一效果可能与 CT 所发挥的软骨保护作用有关。在一项纳入了 152 名 55 ～ 85 岁绝经女性的随机双盲安慰剂对照临床试验中，研究人员随机给予受试者 0.15mg、0.4mg、1.0mg、2.5mg 的 sCT，或安慰剂进行治疗，发现 sCT 诱导受试者 24 小时尿液中 CTX-Ⅱ的排泄量呈显著的剂量依赖性降低。软骨转换率最高的受试者在接受 1.0 mg sCT 治疗 3 个月后尿液中 CTX-Ⅱ下降幅度最大。因此，研究人员认为口服 sCT 可以通过减少软骨降解，让 OA 患者获益。

另一项随机双盲安慰剂对照临床试验的研究结果显示，试验第 84 天时，与安慰剂治疗组患者相比，低剂量（0.5mg）和高剂量（1mg）sCT 治疗组患者的功能评分，以及尿液中的 MMP-3 与透明质酸的水平显著降低。此外，高剂量 sCT 治疗组患者尿液中的 CTX- Ⅱ，Ⅱ型胶原新表位（C2C）、MMP-13 水平也显著降低。因此，研究人员认为 1mg 剂量 sCT 通过改善患者功能障碍，以及降低预测关节间隙变窄的生物标志物的水平，对人类 OA 具有治疗作用。

在一项Ⅰ期临床试验中，研究人员也发现口服 sCT 治疗可以降低 OA 患者尿液中 CTX- Ⅱ的含量。另一项纳入 50 名膝关节 OA 患者的临床随机对照研究发现，接受家庭锻炼计划治疗的患者，只有行走和休息 VAS 评分，以及 WOMAC 生理功能评分得到改善；而接受家庭锻炼计划结合 200 IU/d 剂量的鼻喷 sCT 治疗的患者，VAS 评分、WOMAC 疼痛及身体功能评分、20 米步行时间和 WOMAC 僵硬评分均得到显著改善。

在一项纳入 220 名 55 ～ 65 岁患有膝关节 OA 并伴疼痛的绝经后女性的研究中，在接受鼻喷 sCT 治疗 3 个月后，患者的疼痛症状、关节僵硬度、生理功能、WOMAC 总分得到了显著改善，并维持至治疗结束。在 1 年治疗结束时，患者的 WOMAC 疼痛降低 62 %，关节僵硬度下降 48 %，生理功能受限降低 49%。

近期两项Ⅲ期随机双盲多中心安慰剂对照临床试验的结果对 CT 治疗 OA 的临床疗效提出了挑战。在 24 个月的治疗结束时，这两项临床研究发现 CT 对 OA 患者关节间隙狭窄并不具有明显的治疗效果。

此外，尽管 CT 对 WOMAC 评分，以及骨和关节代谢相关的生物标志物具有治疗效果，但由于采用了分级测试程序，治疗效果不具有统计学意义。因此，CT 对 OA 的治疗效果仍需更多的临床试验进一步探讨。

基础研究方面同样证明了 CT 对实验性 OA 动物模型具有一定的治疗作用。Nielsen 等发现口服 CT 可以显著抑制半月板，并卵巢切除大鼠膝关节软骨厚度减少，降低软骨下骨损伤评分，以及Ⅱ型胶原的降解。El Hajjaji 等发现 400 单位日剂量的鼻喷型 CT 可以显著缓解犬前交叉韧带切除后软骨组织病变的严重程度，并增加了软骨中透明质酸的含量，以及快速沉降聚集蛋白聚糖的大小分布和相对丰度。Hong 等发现使用 CT 进行治疗，可以显著缓解兔胫骨软骨下骨挫伤病变的严重程度，使软骨下骨髓水肿消退，并修复骨小梁超微结构。Behets 等通过犬前交叉韧带切除模型研究发现，软骨下骨骨小梁丢失引起的软骨下骨破坏可以增加关节内负荷进而促进关节软骨损伤，CT 可以通过抑制软骨下骨的丢失，显著减轻犬前交叉韧带切除后的软骨损伤。Papaioannou 等通过研究膝关节失稳兔模型发现，在 OA 早期时，CT 主要通过增加透明软骨的层数，恢复软骨细胞的代谢，以及减少骨赘的生长，从而达到延缓软骨退变的效果；在 OA 末期时，CT 主要作用是减少软骨下骨囊性变，再生透明软骨及恢复细胞的代谢。Wen 等通过右膝前交叉韧带横断结合双侧卵巢切除大鼠模型研究发现，CT 可以延缓大鼠膝关节 OA 的发展，减少其异常性疼痛，并可能通过增加 TGF-β1 表达，从而调节软骨细胞代谢。

在本研究团队之前的一项研究中，Cheng 等通过体内和体外实验研究了 CT 对 OA 的治疗作用。体外实验发现，CT 预处理可以抑制 IL-1β 诱导的 p38 和细胞外调节蛋白 1/2（ERK1/2）的磷酸化，并降低 MMP-13 蛋白的表达。体内实验发现，CT 可以抑制前交叉韧带切除术引起的大鼠关节软骨损伤的严重程度，显著降低了组织学评分，增加Ⅱ型胶原蛋白的表达，减少 MMP-3 及 ADAMTS-4 的表达，并可以抑制 OA 发展过程中关节软骨下骨骨密度降低，减少软骨下骨微结构的破坏（图 11，图 12）。此外，在对大鼠腰椎间盘及小关节退变的研究中，发现 CT 对腰椎间盘及小关节退变也具有一定的治疗作用（图 13 ～图 19）。

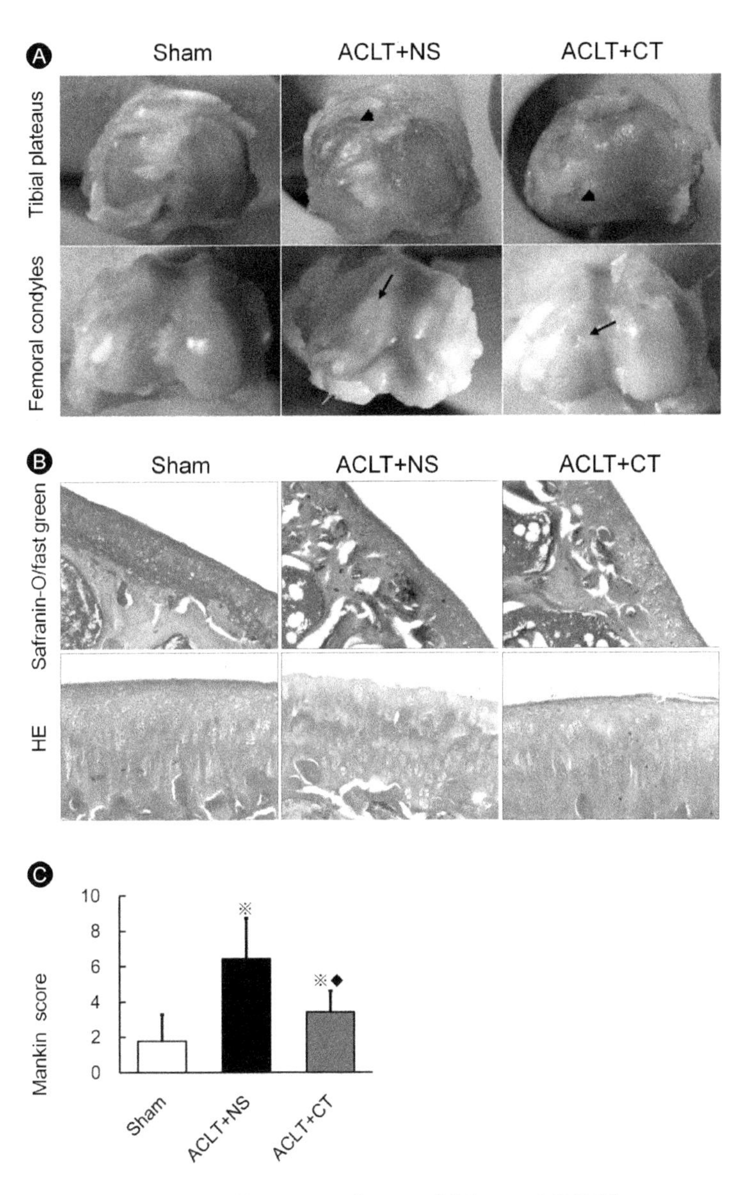

※，$p < 0.05$ versus Sham group；◆，$p < 0.05$ versus ACLT+NS group。

图 11　大体观察、番红固绿和 HE 染色、Mankin 评分（彩图见彩插 10）

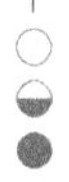

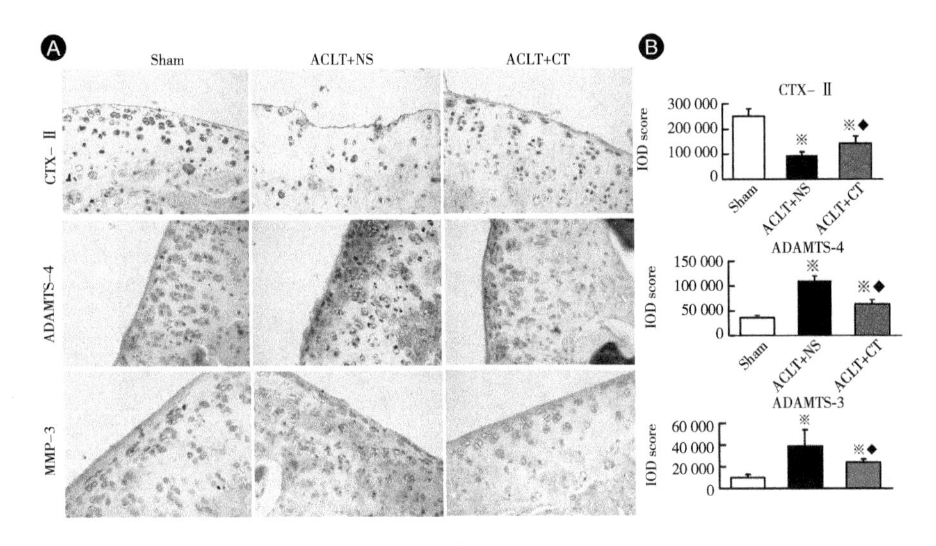

※，$p < 0.05$ versus Sham group；◆，$p < 0.05$ versus ACLT+NS group。

图 12　免疫组化染色观察Ⅱ型胶原、ADAMTS-4 和 MMP-3 的表达（彩图见彩插 11）

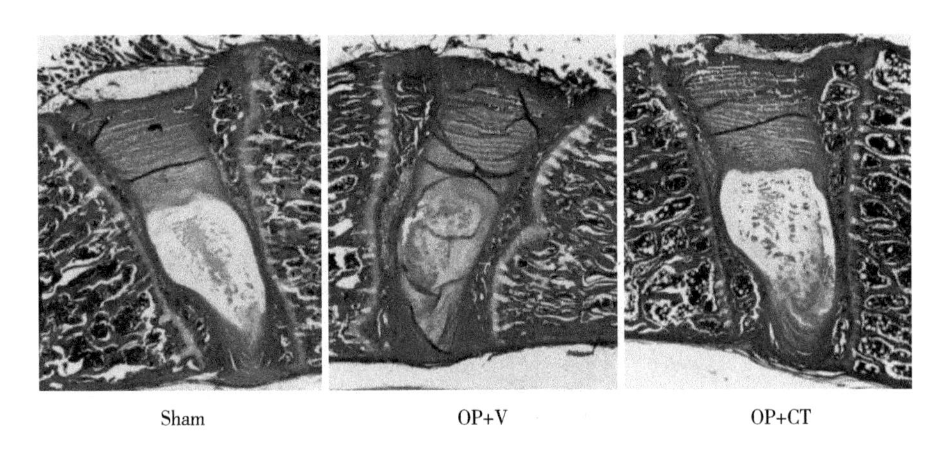

图 13　L5-L6 椎体 Van Gieson 染色（彩图见彩插 12）

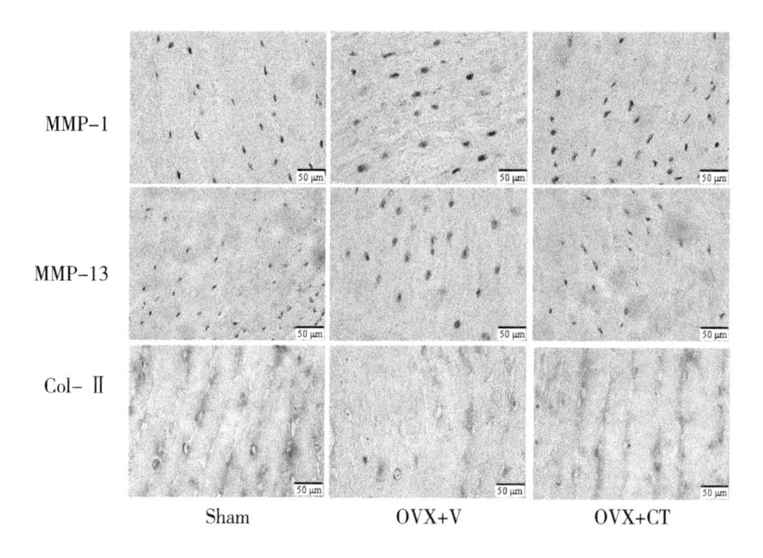

图 14　纤维环 MMP-1、MMP-13、Col-Ⅱ免疫组化染色结果（彩图见彩插 13）

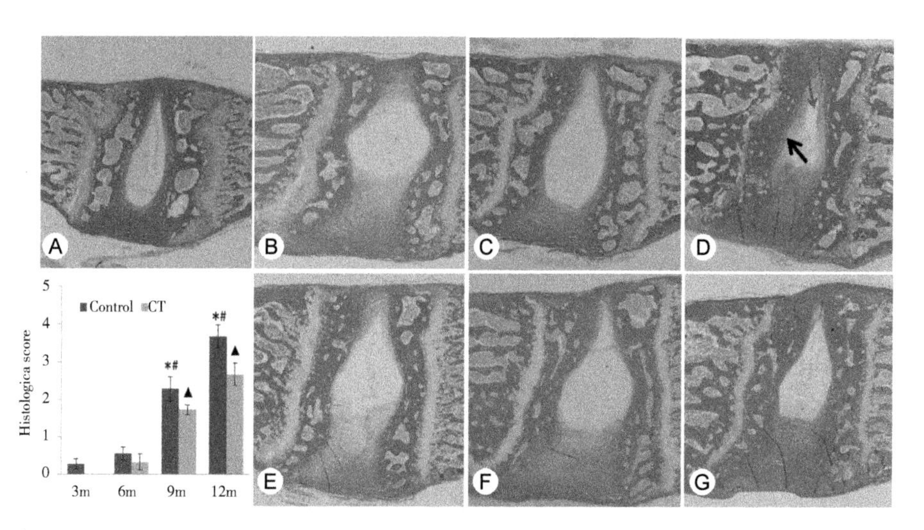

*$P < 0.05$，与 3 个月组相比；#$P < 0.05$，与 6 个月组相比；&$P < 0.05$，与 9 个月组相比；▲$P < 0.05$，CT 组与对照组比较。

图 15　L4-L5 椎体 Van Gieson 染色（彩图见彩插 14）

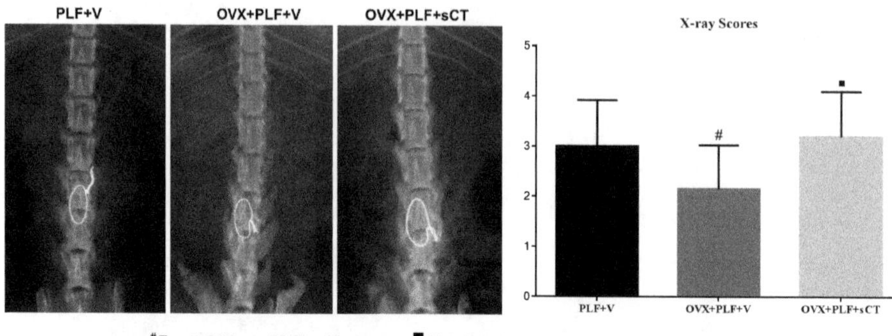

$^{\#}P = 0.043$ *vs*. PLF + V group; $^{■}P = 0.013$ *vs*. OVX + PLF + V group。

图 16　大鼠椎体融合术后 12 周 X 线片及评分

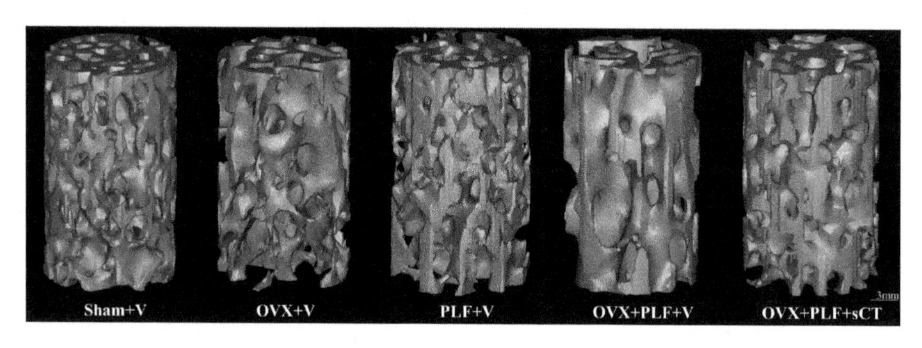

图 17　大鼠 L6 椎体 micro-CT 三维重建（彩图见彩插 15）

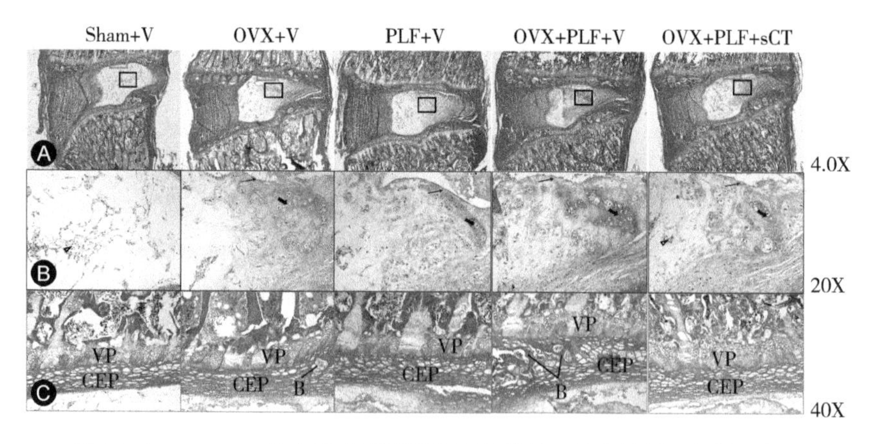

图 18　Van Gieson 染色及大鼠腰椎间盘及髓核、软骨终板组织学观察（彩图见彩插 16）

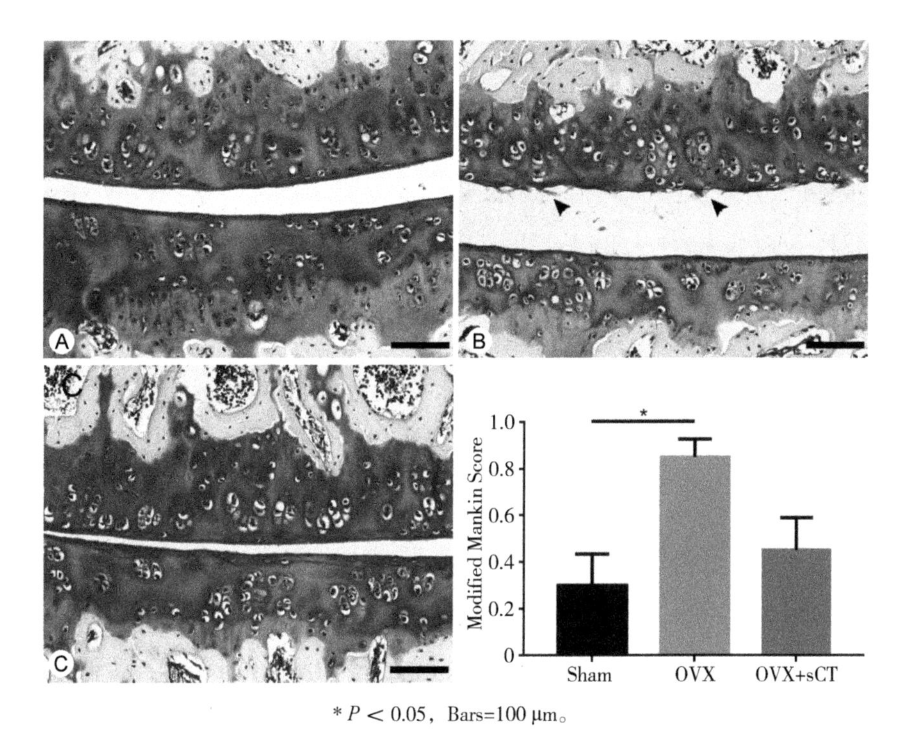

* $P < 0.05$，Bars=100 μm。

图 19 大鼠关节突关节甲苯胺蓝染色与 Mankin 评分（彩图见彩插 17）

有研究指出，CT 对关节软骨的保护作用的具体机制可能是其在炎症条件下诱导软骨表型标记（SOX9、COL2A1 和 ACAN）的显著上调，同时下调分解代谢（MMP-1、MMP-13、ADAMTS-5）的基因产物，并抑制 IL-1β 的促凋亡作用。有研究表明，CT 可通过调节 BMP-2 而阻止 MAPK / Wnt / NF-κB 通路，保护软骨细胞免于 LPS 诱导的细胞凋亡和炎症反应。此外，CT 的软骨保护作用也可能与降钙素受体（Calcitonin Receptor，CTR）有关。CTR 属于 G 偶联蛋白受体的 B 家族，也称为代谢型受体或七跨膜受体。在许多组织和器官中均发现 CTR 的存在，如骨（破骨细胞）、肾、脑、肺、胎盘、胃、乳腺、卵巢、骨髓和淋巴细胞。研究表明，CT 与 CTR 的结合可以激活腺苷酸环化酶 /cAMP/ 蛋白激酶 A（Protein Kinase A，PKA）通路和磷脂酶 C（Phospholipase C，PLC）通路。体外研究发现，低浓度 CT 与破骨细胞上的 CTR 结合，可引起破骨细胞的细胞骨架结构出现快速变化，从而抑制破骨细胞活性，最终导致骨吸收减少。近期一项蛋白和 mRNA 水平的研究结果显示，软骨细胞中也存在 CTR。此外，将软骨细胞暴露于 CT，可以导致细胞内次级信使 cAMP 的表达显著增加，这也表明软骨细胞中具有功能性 CTR。尽管这些发现证明了 CT 可以直接作用于软骨细胞中的 CTR，但 CT 与 CTR 作用的精确信号转导通路仍需进一步研究。Khaldi 等人发现 sCT 可以使年轻发育中的大鼠产生大量的生长板软骨细胞，并刺激骨延长。体外软骨细胞培养研究发现，CT 可以剂量依赖性地刺激关节软骨细胞中蛋白多糖的合成和细胞增殖，这说明 CT 可能具有促进软骨合成的作用。Malemud 等证实 cAMP、Forskolin 或磷酸二酯酶抑制剂的小分子调节剂可以引起软骨细胞中 cAMP 水平升高，并增加蛋白多糖的合成，即显著促进了聚集蛋白聚糖的 mRNA 转录。因此，目前认为 sCT 可能主要是通过刺激软骨细胞内 cAMP 的生成，进而发挥促进软骨基质合成的作用。

CT 的另一个重要作用是镇痛，这也是其具有治疗 OA 潜力的原因之一。临床研究发现，CT 对脊椎压缩骨折、Paget’s 病、强直性脊柱炎、OA、骨质疏松性骨折等引起的疼痛均具有一定作用。一项较早的观察性研究发现，人体静脉注射至少 50 IU sCT 后，血浆β- 内啡肽的水平显著升高，并认为 sCT 的镇痛效果与血浆β- 内啡肽的水平升高有关。这一发现被动物实验所证实，当向大鼠脑内注射β- 内啡肽时，观察到了明显的镇痛效果。此外，也有观点认为 sCT 具有抗炎活性，通过抑制前列腺素 E2 的合成而发挥镇痛效果。另一种假设认为钙离子在神经元膜中的运动，特别是在脑中神经元的运动，是 CT 镇痛作用的主要机制。CT 还可以与中枢神经系统中的 CT 结合受体，以及外周系统（包括关节）中的 CT 结合位点相互作用，可能与其镇痛功能相关。但目前 CT 镇痛作用的确切机制尚不明确，有待进一步研究。

12. 甲状旁腺激素抑制骨关节炎模型骨量流失，减缓关节软骨退化，但应用剂量和方式有待研究

目前在临床上，甲状旁腺激素（parathroid hormone，PTH）主要用于治疗骨质疏松症。PTH 主要由甲状旁腺主细胞合成分泌的，它由 84 个氨基酸组成，其作用的主要靶器官是骨和肾脏。它可以直接作用于骨，通过加强骨钙的溶解和破骨细胞吸收骨基质的作用，从而使骨钙不断释放入血，进而维持血钙平衡。PTH 的生物活性主要取决于 N 端的 1 ～ 34 位氨基酸序列。有研究表明，PTH（1-34）不仅有助于维持骨量，还有助于软骨细胞促进细胞增殖和细胞外基质（ECM）的产生。另有研究表明，间歇性给予 PTH 类似物对骨合成分解代谢发挥重要作用，而且 PTH 的

药理学特征表明它可能对治疗 OA 起到一定作用，但是高剂量注射 PTH 也可以造成患者骨量流失，所以 PTH 治疗 OA 面临着机遇和挑战。

（1）临床方面

近年来，多项临床研究已证实 PTH 对患者的 OA 症状具有一定的治疗效果。有研究指出，当 PTH 以 10mg/kg 的剂量对患者持续注射 6 周后，可以观察到骨形成和透明软骨厚度的显著增加。在一项对中年女性进行的试验中，研究人员给予 OA 患者低剂量 PTH 治疗（10 ～ 20 mg/kg · d，持续 6 周），结果发现 PTH 对 OA 患者症状有明显缓解作用。此外，给药组与对照组相比，结果发现给药组血钙水平升高，透明软骨显著修复，BMD 显著增加，钙化软骨层增厚，软骨细胞数量显著增加。另外在 OA 患者病变软骨组织中，软骨细胞从软骨组织表层细胞至深层细胞会逐渐发生肥大，接着表型改变最后发生凋亡，进而软骨稳态和完整性被破坏，同时 OA 患者 Col- Ⅱ合成减少、Col-X 合成增加。PTH（1-34）对软骨基质合成的促进作用，以及对软骨细胞提前成熟的抑制作用可以部分延缓 OA 病变的进展。但是连续给予 OA 患者 PTH 治疗后，患者会出现骨吸收增加的现象。另外，Kohno H 等也发现在 OA 患者关节腔中 PTHrP 的浓度明显高于正常者。通过这些临床和临床前的研究结果可以说明，PTH 有望成为治疗 OA 的潜在药物，但是其使用剂量、时间及不良反应仍有待进一步研究。

（2）基础方面

许多基础研究同样表明 PTH 对 OA 动物模型具有一定的治疗作用。有研究表明，皮下注射 PTH（1-34）可以显著抑制木瓜蛋白酶诱导的 OA 大鼠模型的关节软骨细胞终末分化，显著增加蛋白聚糖（aggrecan，AGG）和 Col-Ⅱ，以及显著减少 Col-X。另有研究表明，PTH（1-34）作用于兔软骨缺损模型结果显示其能增加软骨下骨小梁的骨密度进而抑制关节软骨退化。本课题组对 DH 豚鼠行内侧半月板切除术（MNX），术后给予 PTH（1-34）或塞来昔布（Celecoxib，CLX）干预，并采用组织学、免疫组织化学等方法进行研究。MNX 对内侧胫骨平台的关节软骨造成了明显损伤，MNX 组关节的 OARSI 大体评分及组织学总评分显著高于 Sham 组。虽然 PTH 组与 CLX 组在大体评分方面较 MNX 组无明显差异，但 PTH 组与 CLX 组的组织学总评分明显低于 MNX 组（图 20，图 21）。

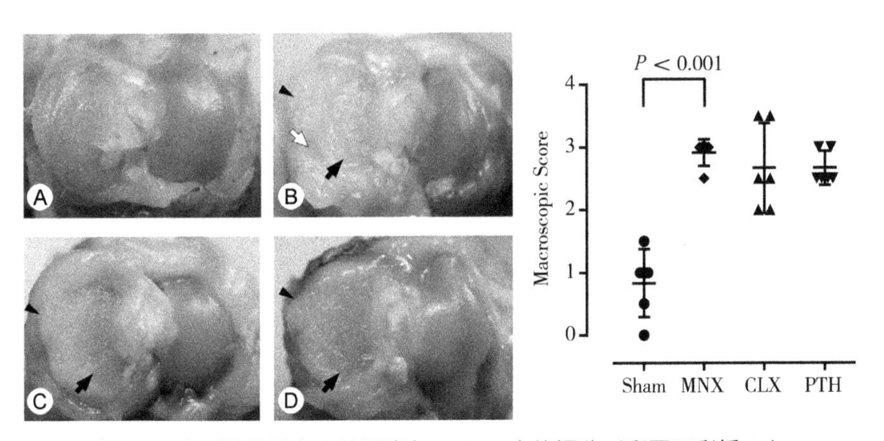

图 20　大鼠胫骨平台大体观察与 OARSI 大体评分（彩图见彩插 18）

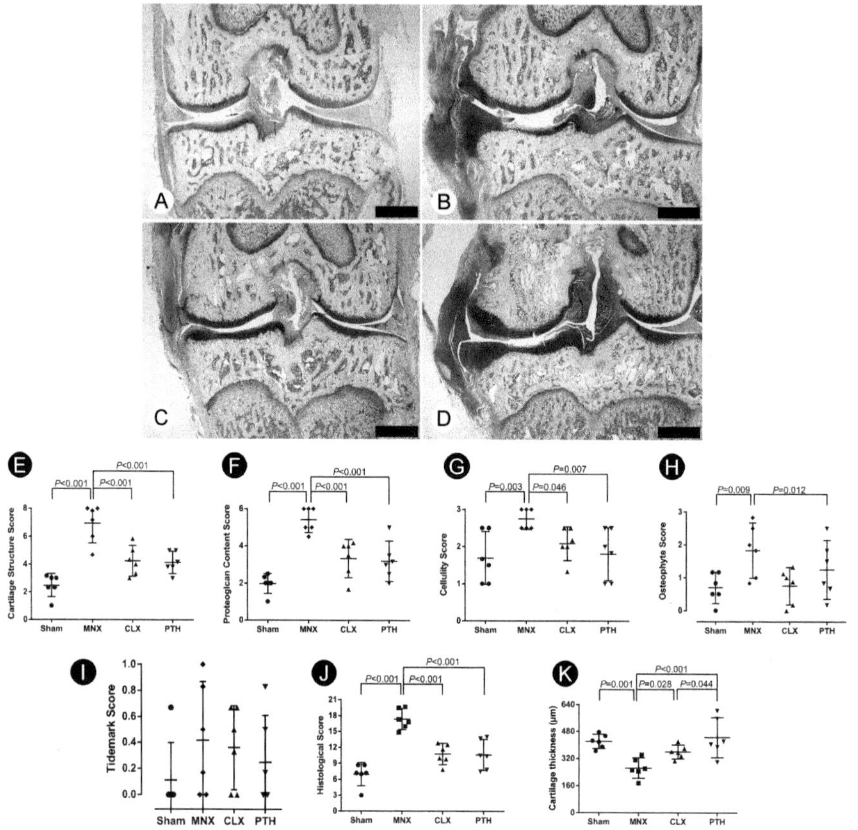

图 21　甲苯胺蓝染色与 OARSI 组织学评分（彩图见彩插 19）

此外，CLX 与 PTH 干预均能降低 MNX 术后关节软骨解聚素样金属蛋白酶 ADAMTS-4 和骨膜蛋白 periostin 的表达，但 PTH 还能显著降低 MMP-13 和细胞凋亡相关因子 Caspase-3 的表达。而且，PTH 组 AGG 的表达及 Col-Ⅱ/MMP-13 比值显著高于 CLX 组（图 22，图 23）。

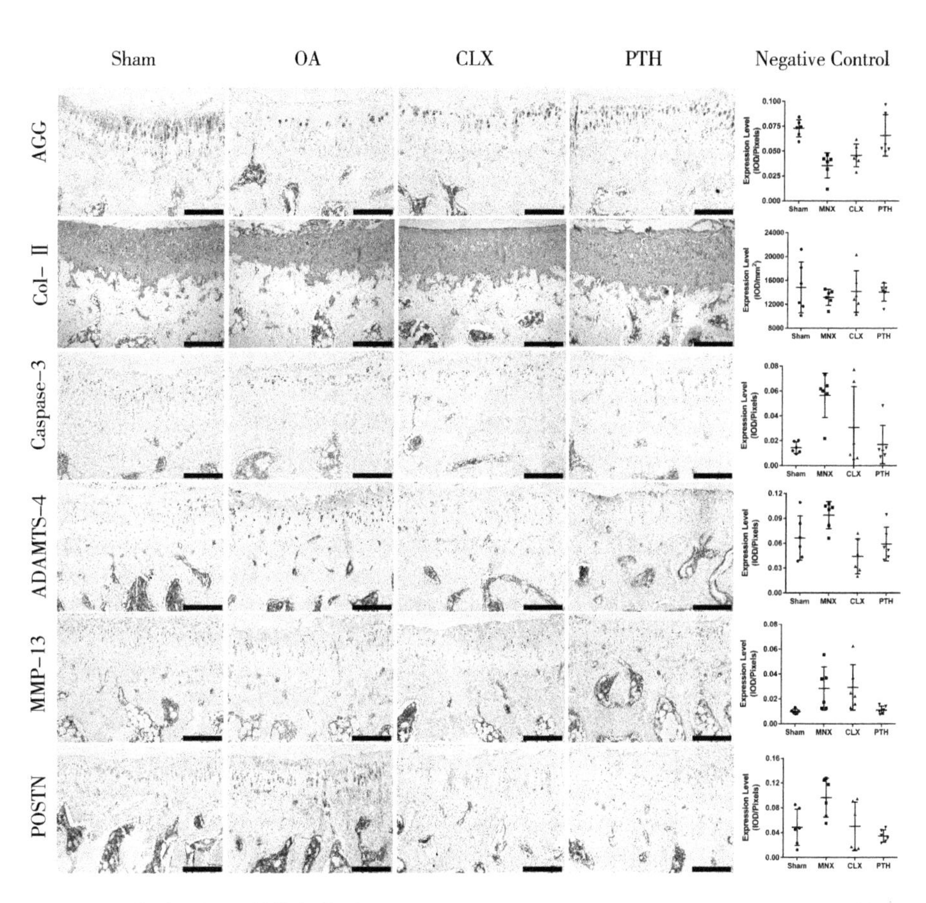

图 22　免疫组织化学染色检测 AGG、Col-Ⅱ、caspase-3、ADAMTS-4 和 MMP-13 的表达（彩图见彩插 20）

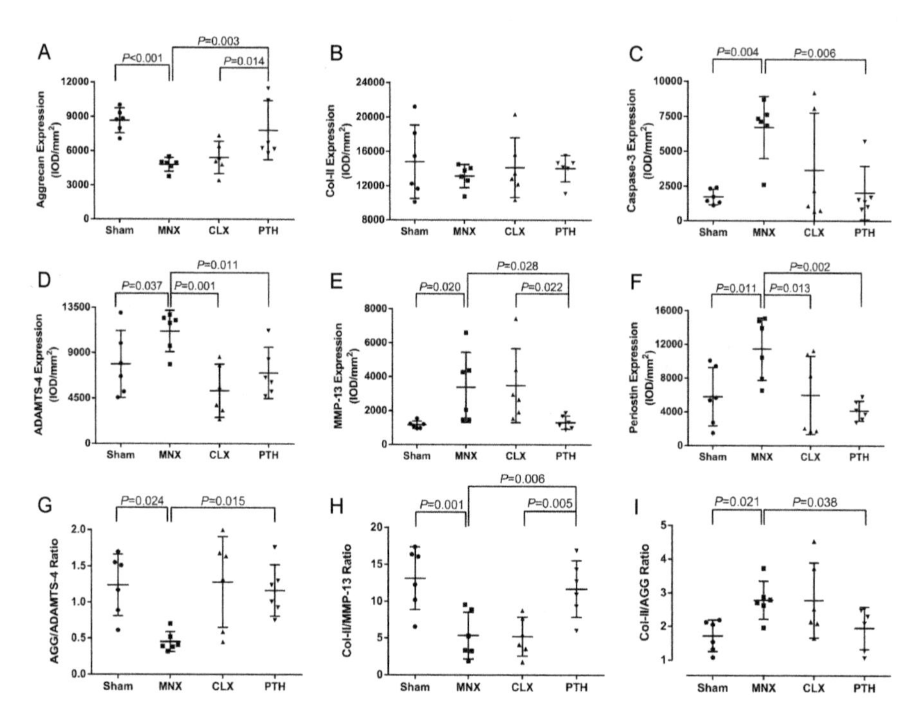

图 23 AGG、Col-Ⅱ、caspase-3、ADAMTS-4、MMP-13 和 Periostin 的半定量分析及 AGG/ADAMTS-4、Col-Ⅱ/MMP-13、Col-Ⅱ/AGG 的比值

这些研究结果显示 PTH（1-34）对软骨厚度的保护作用更为明显。此外，有人在小鼠半月板 / 韧带损伤后，立即给予系统性特立帕肽（teriparatide，Forteo）治疗，研究结果显示：与对照组相比，Forteo 处理的小鼠的膝关节骨量和蛋白多糖含量显著增加，同时 Col-X、Runx2、MMP-13 等的含量降低。研究结果提示 Forteo 可能用于减缓软骨退化并诱导 OA 患者的基质再生。另外本课题组用自发性豚鼠 OA 模型进行实验，并给予 PTH 干预，采用 Masson 染色、OARSI 评分、免疫组织化学染色、micro-CT 等方法进行检测，结果发现 PTH 治疗组 OARSI 评分显著降低（图 24 ～图 29）。

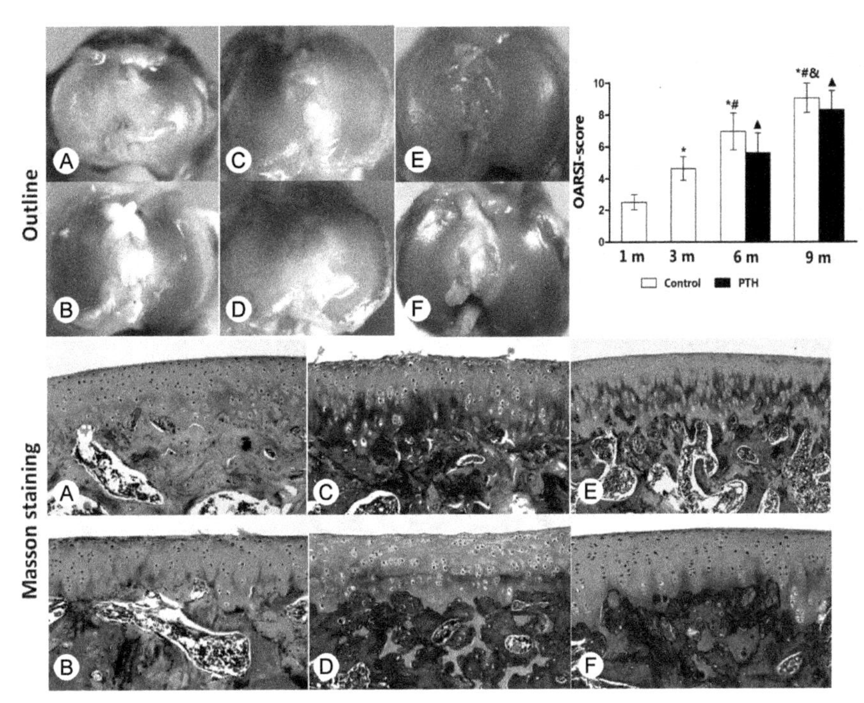

*$P < 0.05$，与 1 个月组比较；#$P < 0.05$，与 3 个月组比较；&$P < 0.05$，与 6 个月组比较；▲$P < 0.05$，PTH 组与对照组比较。

图 24　豚鼠膝关节大体 OARSI 评分及股骨远端 Masson 染色（彩图见彩插 21）

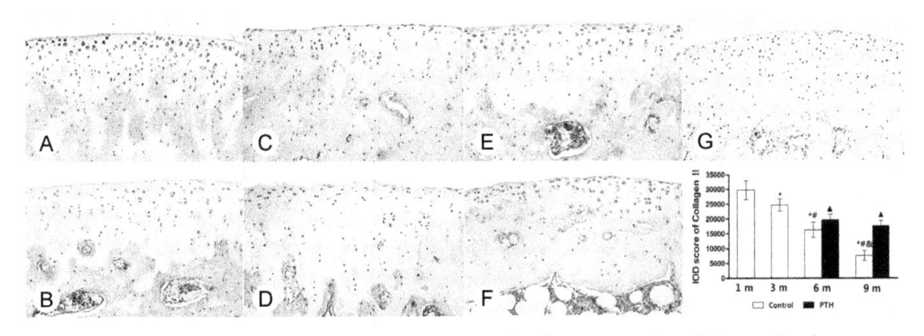

*$P < 0.05$，与 1 个月组比较；#$P < 0.05$，与 3 个月组比较；&$P < 0.05$，与 6 个月组比较；▲$P < 0.05$，PTH 组与对照组比较。

图 25　Col-Ⅱ免疫组织化学染色及 IOD 值（彩图见彩插 22）

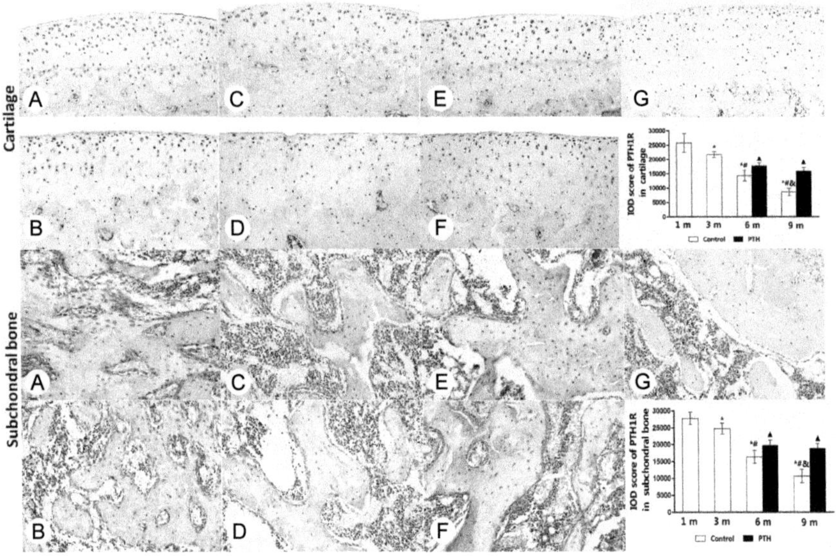

$^{*}P < 0.05$，与1个月组比较；$^{\#}P < 0.05$，与3个月组比较；$^{\&}P < 0.05$，与6个月组比较；$^{\blacktriangle}P < 0.05$，PTH组与对照组比较。

图26 PTH1R 免疫组化染色结果（彩图见彩插23）

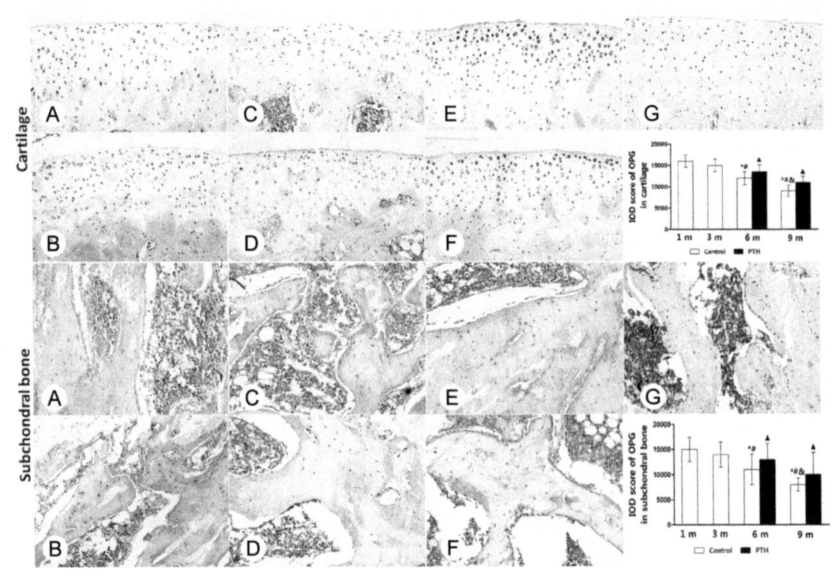

$^{*}P < 0.05$，与1个月组比较；$^{\#}P < 0.05$，与3个月组比较；$^{\&}P < 0.05$，与6个月组比较；$^{\blacktriangle}P < 0.05$，PTH组与对照组比较。

图27 OPG 免疫组化染色结果（彩图见彩插24）

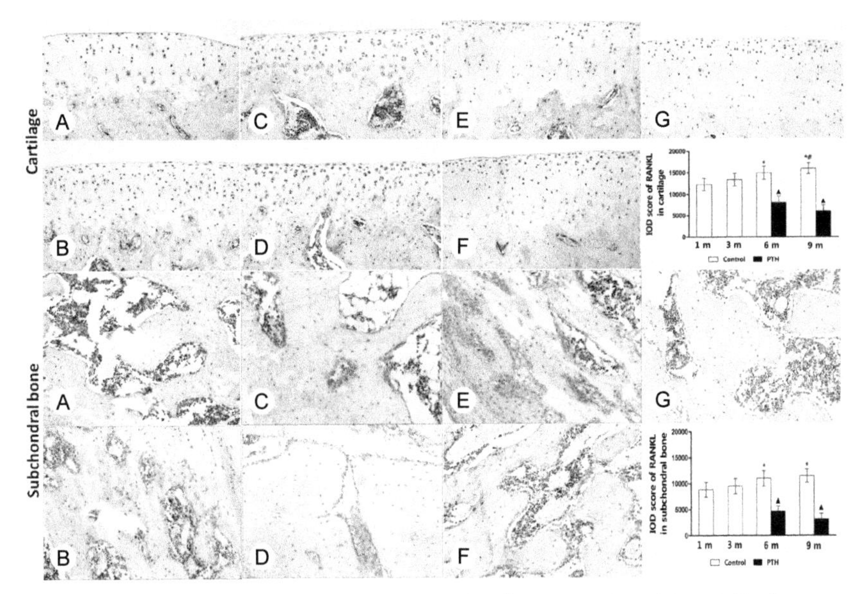

$^{*}P < 0.05$，与1个月组比较；$^{\#}P < 0.05$，与3个月组比较；$^{\&}P < 0.05$，与6个月组比较；$^{▲}P < 0.05$，PTH组与对照组比较。

图 28　RANKL 免疫组化染色结果（彩图见彩插 25）

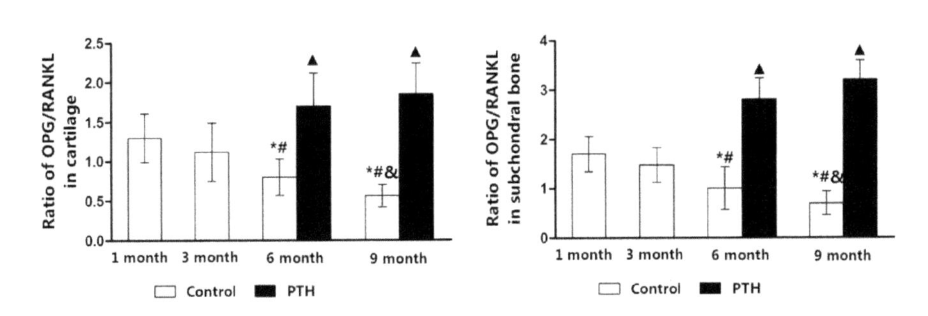

$^{*}P < 0.05$，与1个月组比较；$^{\#}P < 0.05$，与3个月组比较；$^{\&}P < 0.05$，与6个月组比较；$^{▲}P < 0.05$，PTH组与对照组比较。

图 29　OPG/RANKL 表达比值

此外，Micro-CT结果表明，PTH（1-34）治疗组骨密度（BMD）和骨体积分数（TV /BV）显著增加（表9）。

表 9 软骨下骨显微结构参数的显微 CT 分析

Parameters	1month (n=8)	3 months (n=8)	6 months (n=8)	9 months (n=8)	6 months (PTH) (n=8)	9 months (PTH) (n=7)
BMD (g/cm^2)	529.665 ± 29.410	622.013 ± 22.123[a]	685.549 ± 29.779[a, b]	709.337 ± 19.239[a, b]	706.072 ± 30.979	747.771 ± 19.238[c]
BV/TV (%)	40.010 ± 4.491	43.916 ± 3.259[a]	43.327 ± 1.825	42.500 ± 2.763	45.687 ± 3.590[c]	47.754 ± 3.062[c]
Tb.Th (μm)	96.111 ± 8.463	99.922 ± 8.21	110.399 ± 9.161[a]	117.952 ± 10.137[a, b]	113.323 ± 11.839	117.398 ± 9.531
Pl.Th (μm)	206.381 ± 10.573	269.794 ± 12.109[a]	338.521 ± 14.208[a, b]	347.912 ± 13.637[a, b]	342.363 ± 11.417	349.177 ± 16.565
SMI	1.534 ± 0.171	1.456 ± 0.323	1.087 ± 0.201[a, b]	0.878 ± 0.200[a, b]	1.256 ± 0.206	1.184 ± 0.227[c]

注：a：$P < 0.05$ *vs.* 1 month；b：$P < 0.05$ *vs.* 3 months；c：$P < 0.05$ PTH group *vs.* control group。

这些结果表明，PTH（1-34）可以减缓软骨损伤的进展，同时延缓豚鼠软骨下骨小梁的恶化。有研究表明，对木瓜蛋白酶诱导的 OA 大鼠膝关节软骨损伤模型给予 PTH（1-34）或 PTH / PLGA 微球进行关节内治疗（15 天），5 周后显示给药组对关节软骨损伤有显著抑制作用。另外，PTH 除了对软骨细胞和软骨下骨的直接影响外，PTH 还可以减少滑膜的损伤，进而减缓 OA 的进展。体外研究表明，PTH（1-34）可以通过与甲状旁腺激素 / 甲状旁腺激素相关肽受体（PTH1R）结合对软骨细胞产生有益作用。而 Mwale 等用 PTH（1-34）作用于 OA 患者的间充质干细胞（MMC），发现 PTH（1-34）可以促进 Col- Ⅱ 的表达，同时促进其向软骨细胞分化，进而推测 PTH（1-34）对关节软骨可能具有一定的修复作用。与此同时，Chang 等通过对人关节软骨细胞的体外培养，给予 PTH（1-34）干预后发现 Col- Ⅱ增加，而 Col-X、ALP 则显著减少，这一现象提示 PTH（1-34）有可能用于 OA 早期治疗中。

目前一般认为，过度的力学负荷导致软骨下骨产生微损伤，然后启动骨重塑过程，增加骨转换，使软骨下骨的骨量减少，而软骨下骨的改变反过来加剧了上方软骨组织应力异常并促进了关节软骨的退变。上述基础实验的结果提示，PTH（1-34）可能通过促进软骨下骨合成代谢，抑制其骨量丢失，从而延缓了 OA 软骨退变，但其治疗 OA 患者的最适用量、使用时间，以及 PTH 在 OA 发生发展过程中是否会引起不良反应仍有待进一步研究，所以 PTH 对 OA 治疗面临着机遇和挑战。

13. 锶盐可以改善骨关节炎模型软骨结构且有镇痛作用，但不良反应仍待研究

雷奈酸锶（strontium ranelate，SR）是一种治疗绝经后女性骨质疏松症（osteoporosis，OP）的药物。SR 可能具有双重作用模式，在增加骨形成的同时减少骨吸收。虽然 SR 对 OA 的确切作用还未明确，但其对骨组织的积极影响提示其可能对 OA 具有潜在改善作用。现将目前 SR 对 OA 干预效果及作用机制的临床和基础研究进展进行总结，旨在为临床应用药物预防和治疗 OA 提供一种新思路和新方法。

(1) 临床研究

许多研究表明，SR 对 OA 有一定的治疗效果。Han 等研究发现给予 SR 2g/d 可减缓 OA 的进展，并具有临床意义。Alexandersen 等选择了伴有 OA 症状的 2617 名患者，根据 SR 或安慰剂分组进行析因分析。以肌酐调整尿液中的 CTX- Ⅱ评价软骨退化，血清 CTX- Ⅰ评估骨吸收情况，结果显示无论患者是否有 OA 症状，在接受 SR 治疗后 CTX- Ⅰ、CTX- Ⅱ均显著下降，表明 SR 对 OA 软骨退化具有缓解作用，特别是在疾病早期阶段效果更明显。值得注意的是，不伴 OA 的 OP 患者虽然无软骨退变，但 CTX- Ⅱ表达水平也降低。有研究表明，利塞磷酸钠也可降低 CTX- Ⅱ表达水平，但未缓解 OA 症状，也未延缓 OA 的影像学进展。因此，尿液中 CTX- Ⅱ水平与 OA 病情的相关性，以及尿液中 CTX- Ⅱ表达水平下降是否可作为保护软骨的可靠指标值得商榷。Bruyere 等通过长达 3 年的Ⅲ期临床试验，评价了 SR 对脊柱 OA 症状的改善作用。试验共选取 1105 例 OP 伴脊柱 OA 的绝经后女性患者，随机分为 SR（2g/d）治疗组和安慰剂组，于治疗前和治疗 3 年后分别行腰椎 X 线片检查，对椎体骨赘、椎间隙和椎间骨化程度进行综合评分，评价治疗 3 年后患者背部疼痛和生活健康质量情况。结果表明，与安慰剂组相比，SR 治疗组综合评分降低了 42%（$P<0.01$），椎间隙评分减少了 33%（$P=0.03$），背部疼痛缓解例数增加了 34%（$P=0.03$）；但两组患者生活健康质量无显著差异。相比 CTX- Ⅱ表达水平的变化，该

试验结果显示的 SR 对软骨保护作用更有说服力。但该研究中对 X 线片的评价未建立在标准化 OA 特征影像学评估基础上，而且因为锶原子量高于钙，会表现出更高的 X 射线衰减率，从而显示出更高的骨密度，所以应谨慎应用 X 线片表现评估 SR 的作用效果。近年 Reginster 等研究了 SR 对膝关节 OA 的影像学和临床应用效果，患者选择标准为门诊年龄在 50 岁以上的白色人种男性和女性膝关节 OA 患者；可行走并在门诊前 1 个月内至少有一半时间存在膝关节疼痛，疼痛视觉模拟评分（VAS）＞ 4 分；影像学检查测定内侧髁的关节间隙宽度（joint space width，JSW）。患者随机分为 SR 1g/d、SR 2g/d 治疗组和安慰剂组，评价并比较两组 SR 治疗 3 年后 JSW、美国西部 Ontario 与 Mc Master 大学 OA 指数评分（WOMAC）及膝关节疼痛程度。结果表明，SR 1g/d、SR 2g/d 治疗均降低了 JSW 的发展；治疗 3 年时 SR 2g/d 组患者 WOMAC 评分和膝关节疼痛程度（VAS 评分）较安慰剂组均显著下降，但 SR 1g/d 治疗组这些指标无明显改变；SR 1g/d、SR 2g/d 治疗组与安慰剂组相比，尿液中 CTX- Ⅱ表达水平随 SR 剂量增加显著降低。值得关注的是，在 JSW 进展的分析中，SR 1g/d、SR 2g/d 治疗组间无显著差异，但 SR 1g/d 治疗组能更显著地延缓关节间隙变窄。该结果提示，SR 1g/d 剂量治疗对 OA 软骨结构有更显著的改善作用，这可能得益于其对疼痛有限的缓解作用，因为患者因疼痛缓解可能更频繁地使用受损关节，导致已损伤软骨进一步磨损，影像学则表现为关节间隙逐渐狭窄。

但另一种观点认为，疼痛的缓解既能促进患者增加关节活动，又能够增强韧带和肌肉强度，使关节更加稳定，可能在一定程度上又防止了软骨磨损。目前对于缓解关节疼痛是否加速软骨退变这一问题尚存在争议，而解决疼痛和软骨退变之间的复杂关系也成为开发 OA 疾病调修药物新的挑战，如是否可通过一种药物同时改善 OA 软骨结构并缓解疼痛，或考虑采用多种药物联合治疗 OA。进一步的临床前研究需要探索 SR 应用于 OA 的最佳剂量，以及与其他药物联合应用的效果。

（2）基础研究

1）体内实验

利用动物模型进行体内研究可以从实用与临床相关的角度来研究某种疾病的发展过程和治疗效果，选择具有代表性的动物模型对于研究和了解药物的临床应用效果非常重要。然而，至今尚无一种动物模型成为研究 OA 的金标准，每种动物模型都有自身的优缺点，现对近年 SR 应用于 OA 动物模型的研究进行总结。

Yu 等采用成年（12 周）雄性 SD 大鼠进行内侧半月板切除术建立膝关节 OA 模型并分组，术后第 1 天开始分别给予 SR 625mg/kg · d、1800mg/kg · d 或安慰剂灌胃，于给药 3 周、6 周后取材。结果表明，SR 高剂量组治疗 6 周后显著降低了软骨基质损失，减少了软骨细胞凋亡，同时有效维持软骨下骨的性质、形态、骨组织微结构评分、矿物质密度等。但是在 3 周、6 周 SR 低剂量组的检测指标无显著改变，提示仅高剂量的 SR 能够在一定程度上改善 OA 病情。但该研究给药时间相对较短，高剂量SR对OA的改善作用可能只是其对骨代谢影响的短期效果。

Pelletier 等采用成年（1 ～ 3 岁）雌性杂交犬进行前交叉韧带切断术建立膝关节 OA 模型，术后 4 周开始分别给予 SR 25mg/kg・d、50mg/kg・d、75mg/kg・d 或安慰剂灌胃，于给药 12 周后取材。结果表明，所有剂量的 SR 治疗组均可改善 OA 进程中的软骨降解和软骨下骨变化，并且在 50mg/kg・d、75mg/kg・d 组动物软骨组织中胶原蛋白网结构更完整；与安慰剂组相比，SR 治疗组软骨下骨板厚度减小，在 50 mg/kg・d 组差异更显著；75 mg/kg・d 组关节软骨中的 MMP-1、MMP-13 和组织蛋白酶 K 表达水平显著降低，50mg/kg・d、75mg/kg・d 组滑膜中 IL-1β 表达水平明显降低且所有 SR 治疗组在滑膜中的 MMP-3 表达水平均显著降低，50mg/kg・d、75mg/kg・d 组血清中 CTX- Ⅱ表达水平显著降低。这项研究表明在犬 OA 模型体内，SR 可以延缓 OA 软骨下骨结构变化的进展，并通过抑制 IL-1β 及相关关键酶的表达改善 OA 病情。实验结果提示，SR 对滑膜中关键酶表达的抑制作用较其对软骨中关键酶的作用更显著，这可能是由于 SR 对滑膜炎症的控制从而间接改善了骨组织结构，而不是通过对软骨的直接影响。

本课题组利用雄性 DH 豚鼠接受内侧半月板切除术（MNX）建立 OA 模型，术后给予生理盐水或 SR 干预，并采用组织学、Micro-CT 等方法进行研究。研究结果显示：MNX+V 组豚鼠术侧关节内侧胫骨平台负重区软骨损伤明显；关节内侧边缘出现较大的软骨增生，以及骨赘形成。MNX+V 组与 MNX+SR 组的 OARSI 大体评分及组织学评分均明显高于 Sham 组，但两组间评分无明显差异（图 30，图 31）。MNX + SR 组形成的骨赘多于 MNX + V 组，SR 治疗导致骨赘尺寸变大，并发生塌陷（表 10）。MNX+SR 组关节软骨下骨的骨密度（BMD）、骨体积分数（BV/TV）和骨小梁厚度（Tb.Th）显著高于 MNX+V 组，而骨小梁分离度（Tb.Sp）和结构模型指数（SMI）显著低于 MNX+V 组（图 32，图 33）。本研究未能发现 SR 对该关节炎模型关节软骨的保护作用，但其明显促进了软骨下骨的增生及骨赘的生成，其原因可能与 SR 参与了骨赘的矿化及所使用的干预剂量有关。SR 的这个不良反应引起足够的临床重视，有待进一步研究。以上这些实验动物对治疗过程中所接受的不同剂量药物均表现出了良好耐受性，无明显毒副作用，治疗期间用药剂量与体重变化无明显相关。目前研究 SR 对 OA 作用的动物实验较少，需进一步研究明确 SR 对 OA 的作用机制。

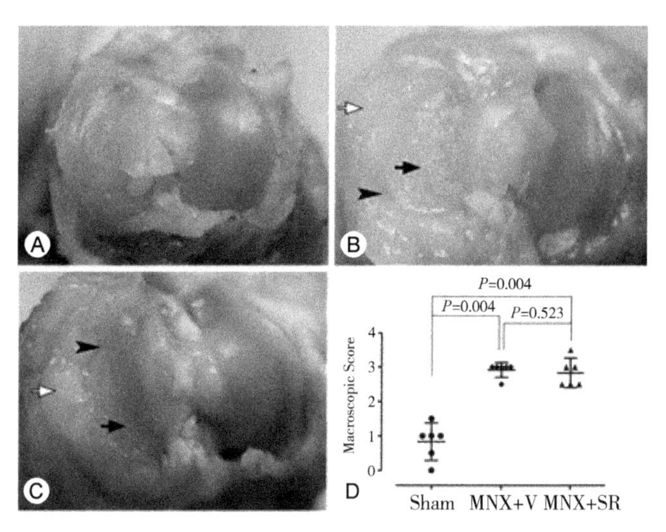

图 30　豚鼠右侧胫骨平台的大体观察与 OARSI 大体评分结果（彩图见彩插 26）

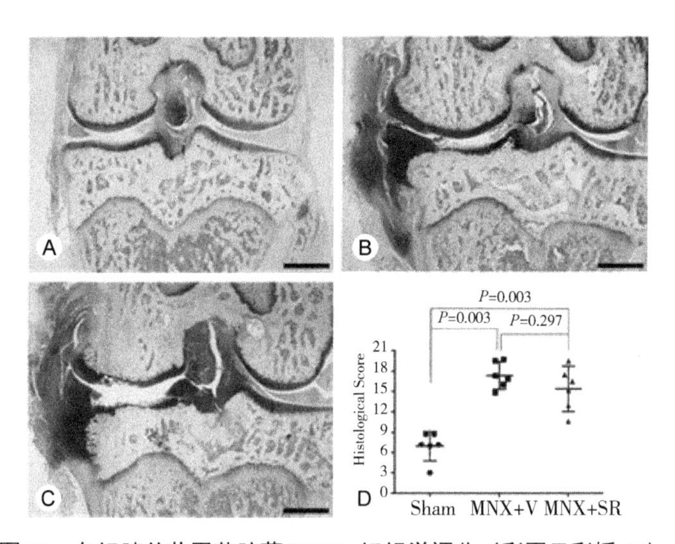

图 31　各组膝关节甲苯胺蓝 OARSI 组织学评分（彩图见彩插 27）

表 10 骨赘测量和塌陷的骨赘

Group	D1（n= 6，μm）	D2（n= 6，μm）	Osteophyte size（D1-D2，n= 6，μm）	Collapsed osteophytes		
				macroscopic samples（n=6）	in histologic samples（n=6）	all samples（n= 12）
Sham	263.62[231.18，296.06]	280.26 [247.42，313.10]	-16.64[-39.56，6.28]	0	0	0
MNX+V	370.19 [330.19，410.19] *	263.33 [234.28，292.39]	106.86[46.93，166.79] *	1	0	1
MNX+SR	445.97 [415.36，476.58] *†	247.79 [212.40，283.17]	198.18[147.48，248.88] *†	5	2	7 *†

注：*$vs.$ Sham group，$P < 0.05$；† $vs.$ MNX+V group，$P < 0.05$。

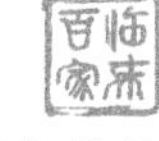

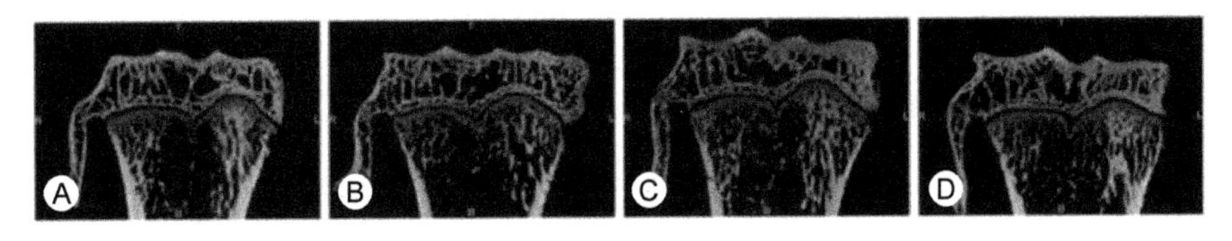

图 32　右侧胫骨 Micro-CT 重建

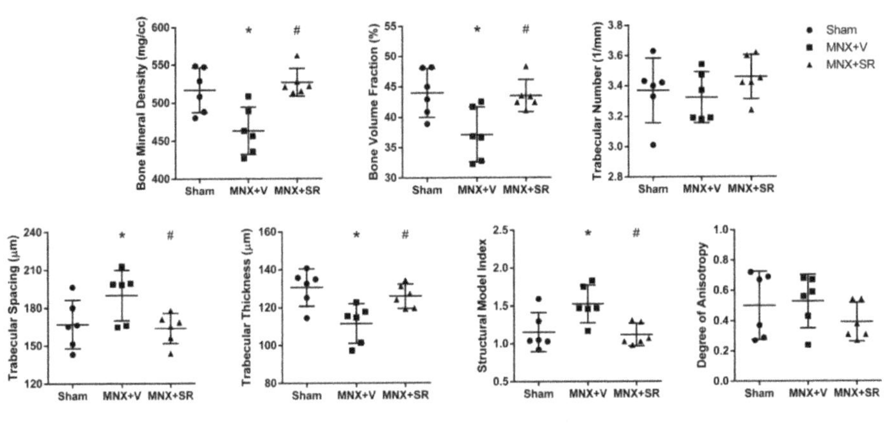

* *vs*. Sham group，$P < 0.05$；# *vs*. MNX + V group，$P < 0.05$。

图 33　Micro-CT 分析软骨下骨参数结果

2）体外实验

临床前研究表明，SR 可以提高前成骨细胞复制并促进成骨细胞分化，抑制破骨细胞活性；还可活化细胞外钙离子感应器受体，诱导、活化与该受体相关的丝裂原活化蛋白激酶的 p38 蛋白激酶，从而调节骨代谢。已有研究报道，骨保护素（osteoprotegerin，OPG）、NF-κB 体活化因子（receptor activator of NF-κB，RANK）和 NF-κB 受体活化因子配体（receptoractivator of NF-κB ligand，RANKL）系统在成骨细胞和破骨细胞相互调节中起着重要作用，正常骨代谢和骨量稳定依赖于 OPG 和 RANKL 的平衡，下调 OPG/RANKL 比例时，破骨细胞数量和活性增加；

上调 OPG/RANKL 比例时，破骨细胞数量和活性降低。

Tat 等研究 SR 对影响成骨细胞吸收关键因素的调控作用，采用人类 OA 软骨下骨成骨细胞在含 SR 0.1 mmol/L、1.0 mmol/L 和 2.0 mmol/L 的培养基中培养，通过测定 MMP-2、MMP-9、OPG 和 RANKL 的表达水平，对破骨细胞分化和骨吸收的相关指标进行观察。结果表明，人类 OA 软骨下骨成骨细胞 MMP-2 的表达水平在 SR 1.0 mmol/L、2.0 mmol/L 时显著减少，在所有浓度 SR 中 MMP-9 的表达水平均降低。此外，在 SR 2.0 mmol/L 时 OPG 表达水平显著增高，细胞膜 RANKL 的表达降低，OPG/RANKL 比例较高，从而降低破骨细胞活性，表现出 SR 对骨组织的双重作用。

Henrotin 等研究表明，SR 可不通过 IL-1β 介导而直接作用于体外正常和 OA 关节软骨细胞。他们观察到 SR 显著刺激蛋白聚糖的生成，并诱导 IGF-Ⅰ的表达。研究指出，SR 通过刺激软骨细胞合成代谢增加软骨基质形成，而不影响软骨吸收，可能在一定程度上恢复了软骨形成和软骨降解之间的相对平衡。另外，通过观察中国仓鼠卵巢细胞中的 $[^3H]$ 肌醇磷酸盐的积累及小鼠 CaSR 在 AT-20 细胞中的表达，评价 SR 对钙敏感受体（CaSR）激活的影响，研究发现 SR 对这两种细胞的作用表现出类似于 CaSR 激动剂活性。SR 不刺激 $[^3H]$ 肌醇磷酸酯在中国仓鼠卵巢细胞中的积累，但可通过激活其他蛋白偶联受体而增强这种反应。CaSR 与破骨细胞、成骨细胞、骨细胞和软骨细胞表达的潜在联

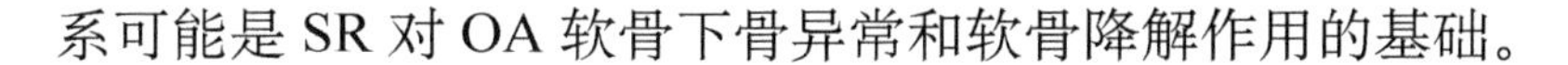
系可能是 SR 对 OA 软骨下骨异常和软骨降解作用的基础。

3）人体吸收及不良反应

SR 是由两个稳定的二价锶离子与雷奈酸组成的盐，雷奈酸无药理活性，但极性强，可与锶离子稳定结合。正常成人身体中约有锶 320mg，其中约有 30% 能被消化系统吸收进入血液循环；而吸收的锶中约有 99% 存于骨骼，在正常生理条件下细胞外液中的锶与骨组织中的锶持续进行交换并处于相对平衡，锶最终经肾脏排泄。钙和锶为同族元素，在体内发挥的生理功能相似，能参与内分泌调节、血液凝固、肌肉兴奋收缩偶联，影响神经肌肉兴奋性和骨生长发育，但其作用效果与钙相比较弱。临床研究结果显示，SR 的不良反应与安慰剂组相当，表现为轻微的消化道反应（如恶心、腹泻），随着用药时间延长症状逐渐缓解。最近有研究通过统计英国临床实践研究数据链中的数据，探讨应用 SR 治疗 OP 对心脏的安全性，结果未发现绝经后 OP 患者应用 SR 会增加心脏疾病风险的证据。既往有报道，SR 可导致罕见的伴嗜酸性粒细胞增多症和系统症状（drug rash with eosinophilia and systemic symptoms，DRESS），但其发病率低于 1/10000，早期发现及时停药该症状即可逐渐改善。Cooper 等的临床研究表明，SR 有良好的耐受性，测试期间患者均未出现 DRESS，且静脉血栓栓塞的发生率低于 1%，心脏相关疾病发生率与 SR 的治疗无明显相关性。因此，SR 具有良好的耐受性和安全性。

目前临床前研究表明，SR 提高前成骨细胞增殖，并促进成骨细胞分化，同时抑制破骨细胞活性；可活化细胞外钙离子感应器受体对骨代谢进行调节；可上调 OPG/RANKL 比例，降低 MMP-2、MMP-9 表达，从而降低破骨细胞活性；可降低 CTX-Ⅱ的表达水平。临床研究表明，SR 可缓解 OA 疼痛症状，延缓 OA 影像学发展；SR 具有良好的耐受性和安全性。SR 有望成为一种 OA 疾病调修药物，但其治疗 OA 患者的最适用量、长期不良反应，以及 SR 在 OA 发生发展过程中是否会引起骨赘的过度生长有待进一步研究。

14. 其他药物包括雌激素、雌激素受体制剂、组织蛋白酶 K 抑制剂、替勃龙（Tibolone）等对骨关节炎均表现出一定的防治潜能

（1）雌激素对 OA 的作用

OA 是一种多病因疾病，目前的研究表明机械因素和生物化学因素均参与 OA 的发生发展，其中雌激素（estrogen，E）缺乏是 OA 发生发展的重要病原学之一。流行病学研究发现，女性在绝经后 OA 患病率显著增加，与体内雌激素缺乏一致。实验研究发现，关节组织存在雌激素受体（estrogen receptors，ERs），进一步提示雌激素可能参与 OA 发生发展。Sniekers 等发现，雌激素是一种保护性激素，阻止关节软骨破坏和软骨下骨退变，维持关节健康。最近结合雌激素和选择性 ERs 调节剂苯卓昔芬组成的组织选择性雌激素复合物在美国批准用于骨质疏松症和更年期

综合征的治疗，减少了雌激素治疗的不良反应，同时增加了雌激素的治疗功效。因此，新型雌激素复合物的出现为雌激素应用于OA提供了可能。

（2）雌激素对OA的临床和基础研究

研究表明，雌激素与关节ERs结合，维持关节内稳态，对OA关节具有潜在的保护作用。雌二醇（E2）是女性绝经前和围绝经期的主要雌激素，绝经后显著下降，与此同时女性OA患病率显著增加，提示雌激素可能参与关节健康的维持，雌激素缺乏可增加机体罹患OA的危险性或易感性。Sowers等通过队列研究也表明，血清雌激素缺乏增加机体罹患OA的危险性，Hoegh Andersen等用去势大鼠成功建立了大鼠绝经后OA实验模型，充分证实了雌激素参与OA进程。此外，Cirillo等对妇女健康倡议队列的50～79岁的人群进行随机、双盲、安慰剂对照研究发现，激素替代疗法（HRT）逆转OA样关节改变，在一定程度上延缓实验动物和人类OA的发展。

关节组织中芳香化酶的发现，证实关节能够合成雌激素，通过与关节局部ERs相互作用，调节关节ERs的表达，从而调节雌激素对靶组织的作用，但关节液中的雌激素水平并没有完全脱离循环中的雌激素水平。Cirillo等测定了21例绝经前后OA女性患者血液及关节液中的雌激素水平，结果显示关节液中的雌激素浓度与循环中的雌激素浓度呈正相关。这些研究提示，关节合成的雌激素可能是雌激素合成的补充途径，同时受循环雌激素水平的调节，两者共同参与维持关节液中雌激素水平的稳定。Riancho 等通过对 3147 例 OA 患者和 2381 例正常人群进行芳香化酶基因（*CYP19A1* 基因）和 *ERs* 基因（*ESR1* 基因）检测发现，芳香化酶基因和 *ERs* 基因的遗传变异与下肢大关节重型 OA 的危险性密切相关，间接说明雌激素参与维持关节健康，雌激素作用的缺失加重 OA。虽然雌激素对 OA 作用的不确定性在非人类灵长类动物 OA 模型中已有报道，在有些动物模型中卵巢切除术（ovariectomy，OVX）的效果和雌激素对关节退变的治疗效果不一致，但众多研究结果支持雌激素对 OA 关节的保护作用。雌激素对关节作用的不确定可能是由于实验动物、雌激素类型及剂量、治疗方法等因素异质性造成的。

（3）雌激素对关节组织的作用机制

1）雌激素对关节软骨的作用机制

雌激素注射疗法、HRT 等研究表明，雌激素维持关节软骨的完整性，减少软骨基质丢失，抑制 OA 对软骨的侵蚀，阻止软骨退变，延缓 OA 软骨改变，发挥对关节软骨的保护作用。雌激素不仅在女性体内对软骨产生作用，而且也是男性体内软骨代谢的重要调节激素。研究表明，雌激素直接调节软骨细胞活动，也可调节软骨中 MMPs/MMPs 抑制剂（TIMPs）比率，细胞因子、生长因子、一氧化氮、活性氧等各种生物活性因子间接参与调节关节软骨的代谢和结构。

雌激素对关节软骨的直接作用机制：雌激素与软骨 ERs 结合

直接调节软骨细胞活性，促进其增殖和分化，增加基质分泌，特别是Ⅱ型胶原和蛋白多糖的分泌，维持软骨内稳态。雌激素调节软骨细胞的内分泌功能，如 IGF 等生长因子的分泌，这些生长因子通过自分泌和旁分泌作用于软骨细胞本身和其他关节细胞，调节关节组织的代谢，参与关节内稳态的维持。雌激素促进软骨细胞增殖及防止其凋亡可能是延缓 OA 的机制之一。软骨细胞凋亡在 OA 的病原学中起着重要作用，通过研究软骨细胞的凋亡机制以阻止软骨细胞凋亡被认为是治疗 OA 的新策略。研究提示，软骨细胞内磷酸肌醇激酶 / 丝氨酸 – 苏氨酸蛋白激酶（PI3K /Akt）途径是阻止软骨细胞凋亡的重要途径之一，Akt 磷酸化变成活化的磷酸化 Akt（P-Akt）依赖 PI3K，抑制 P-Akt 的活性则阻止软骨细胞增殖和促进软骨细胞凋亡。Huang 等在 IL-1β 诱导的大鼠 OA 软骨细胞模型中研究发现，雌二醇诱导 PI3K/Akt 途径的激活可能是雌二醇促进软骨细胞增殖的重要机制。雌二醇通过 PI3K 途径促进软骨细胞 P-Akt 和 Akt 的表达，特别是 P-Akt 表达，激活的 PI3K/Akt 途径，促进软骨细胞增殖，防止其凋亡，维持软骨内稳态，延缓 OA 软骨退变。

雌激素对关节软骨的间接作用机制：Claassen 等通过在三维藻酸盐系统中培养 OA 女性患者初级软骨细胞，分别用不同浓度的雌二醇及 1% 乙醇进行干预，检测培养基中 MMPs 和 TIMPs 浓度发现，雌二醇减少 MMP-1、MMP-3、MMP-13 的浓度，增加 TIMP-2 的浓度，MMPs 分解Ⅱ型胶原和蛋白多糖，导致软骨基质退变，最终造成软骨退变，而 TIMPs 则抑制 MMPs 的活性，对软骨起保护作用。研究表明，MMPs 和 TIMPs 比例失衡可能是导致 OA 软骨破坏的病原学之一，雌二醇可能改善 MMPs 和 TIMPs 比例失衡发挥对软骨的保护作用。此外，细胞因子、一氧化氮、活性氧、前列腺素等也参与促进Ⅱ型胶原和蛋白多糖的降解和损伤软骨细胞，引起软骨基质和软骨退变，同时促进 MMPs 合成，诱发滑膜炎和软骨细胞凋亡。这些因素相互作用加速软骨分解代谢，促进关节软骨退变。雌激素减少关节组织中这些分解代谢因子的产生，延缓 OA 关节软骨的破坏。

有趣的是，雌激素促进关节组织合成 IGF、TGF 等生长因子，这些生长因子单独或相互作用促进软骨合成代谢。这些生长因子维持软骨稳定十分重要，他们促进软骨细胞增殖和分化，有利于软骨细胞合成和分泌Ⅱ型胶原和蛋白多糖，保持软骨成分的稳定，防止软骨退变。TGF-β 等除上述作用外，还能上调 TIMP-1 和 TIMP-3 的表达，拮抗 MMPs 对骨基质的降解作用，并且 IGF 与 TGF 相互作用加强两者对软骨的保护效能。

2）雌激素对关节滑膜的可能作用机制

正常关节软骨无血管，营养物质主要通过渗透作用从关节腔穿过滑膜到达关节软骨，从而影响软骨代谢，调节软骨结构和生物学功能。雌激素调节滑膜通透性、滑膜生长因子和炎性因子合成、滑膜增殖及滑膜衬里巨噬细胞（synovial lining macrophages，SLM）活性，维持滑膜正常结构和滑液的内稳态，从而防止软骨和软骨下骨的退变。滑膜炎虽然不参与OA的发生，但滑膜炎是OA晚期的重要特征及病原学之一，加速晚期OA的发展。研究提示，雌激素抑制OA样滑膜增殖，延缓OA样滑膜结构改变，保护滑膜的正常结构和修复滑膜异常改变；雌激素与滑膜ER-β结合，调节滑膜的通透性，减少炎性因子等细胞因子从血液透过滑膜进入滑液，同时雌激素具有抗炎作用，减少滑膜细胞分泌炎性因子。此外，OA中滑膜细胞过多合成分泌细胞因子和生长因子，造成软骨损伤、纤维化、骨赘形成和软骨下骨转换增加、骨密度降低等OA样改变。雌激素能调节滑膜的分泌功能，使其处于正常分泌状态，以维持关节内稳态。SLM在OA的病原学中具有重要作用，促进OA骨赘形成和纤维化，在许多试验性OA模型中SLM决定滑膜炎症和软骨损伤的程度，选择性去除SLM，滑膜炎症和软骨损伤得到缓解，骨赘形成显著减少。SLM的这些作用可能与SLM产生过多炎性因子、分解及合成代谢调节介质有关。Blom等研究SLM促进OA骨赘形成时发现，SLM本身分泌的同时促进关节组织分泌生长因子和细胞因子，从而使这些因子过多分泌，促进OA骨赘形成和纤维化，此外SLM能够分泌MMPs，促进软骨基质退化。研究表明，雌激素可能减少SLM的数量和抑制SLM活性，从而抑制OA样骨赘形成和纤维化，逆转OA样改变。

3）雌激素对软骨下骨的作用机制

雌激素通过抑制破骨细胞活性，激活成骨细胞活性，抑制骨转换，减少骨重塑，维持软骨下骨处于平衡状态，阻止 OA 样软骨下骨的退变。软骨下骨退变与软骨退变相偶联，并且软骨下骨退变可能早于软骨改变，其中高软骨下骨转换在软骨下骨退变中起重要作用。

雌激素对软骨下骨的直接作用机制：OVX 动物模型所致的雌激素缺乏和女性绝经后雌激素水平降低均造成软骨下骨转换显著增加，而雌激素治疗包括 HRT 降低软骨下骨转换，提示雌激素维持女性软骨下骨内稳定起重要作用。Vandenput 等发现，雌激素也是成年男性调节骨代谢平衡的主要作用激素。雌激素具有直接的抗破骨细胞活性。Karsdal 等通过综述大量细胞培养，动物实验研究表明，雌激素下调破骨细胞溶酶体酶、组织蛋白酶 K、酸性磷酸酶等溶骨作用酶的表达，这些酶的合成减少和活性降低，抑制破骨细胞的溶骨活性。另一方面，雌激素通过抑制破骨细胞前体细胞核转录因子（NF）-κB 受体活化因子配体（RANKL）介导的 c-Jun 和 c-Jun 氨基末端激酶（JNK）基础活性，直接抑制多核破骨细胞的形成；同时也直接诱导破骨细胞凋亡，减少软骨下骨破骨细胞数量，从而抑制破骨细胞对骨的重塑作用；相反，雌激素促进成骨细胞增殖，有利于成骨前体细胞分化为成骨细胞及成骨细胞分化为骨细胞，同时促进成骨细胞分泌基质，基质沉积增多，促进成骨作用。

雌激素对软骨下骨的间接作用机制：雌激素通过 RANKL 与骨保护素（OPG）轴间接调节骨转换。妇女绝经后 RANKL 表达细胞包括骨髓基质细胞、T 淋巴细胞、B 细胞等增多，表达

RANKL 的这些细胞与骨吸收密切相关，是骨质疏松的重要病原学基础。雌激素治疗减少这些细胞数量；同时雌激素治疗增加 OPG 表达细胞，减少 OPG 抑制因子，抑制破骨细胞形成和功能，从而阻止软骨下骨的重吸收。与破骨细胞相反，RANKL-OPG 轴促进成骨细胞增殖和分化，增加成骨细胞数量和活性，诱导成骨细胞分泌基质，促进软骨下骨沉积和矿化。因此，雌激素通过 RANKL-OPG 轴间接调节成骨和破骨细胞的活性，减少骨转换，发挥抗骨吸收的作用。

此外，雌激素调节 TNF-α、IL-1β、IL-6 等细胞因子和 TGF-β、IGF-1 等生长因子的表达。总体而言，雌激素下调促破骨细胞活性因子和上调抗破骨细胞活性因子的表达，抑制破骨细胞活性，促进破骨细胞凋亡，拮抗骨吸收；激活成骨细胞活性，促进成骨作用。雌激素减少炎性因子、活性氧、前列腺素等炎性因子产生，发挥抗炎作用，从而减少炎症对软骨下骨的破坏作用。

（4）雌激素的新型治疗策略

目前研究表明，雌激素治疗可能增加患者罹患子宫内膜癌、乳腺癌、冠心病、血管血栓栓塞等疾病的风险，这些成为雌激素治疗 OA 的限制因素。但有些研究表明，短期应用雌激素和间歇应用雌激素模拟月经周期变化并不增加患者罹患这些疾病的风险。如前所述的新型组织选择性雌激素复合物制剂的出现，有效减少雌激素的不良反应，同时提高雌激素治疗效果。此类复合物选择性作用于靶组织 ERs，避免雌激素对非靶组织 ERs 作用，能够克服雌激素治疗的不良反应，给雌激素治疗 OA 提供了新的前景。因此通过这类药物干预雌激素作用于 ERs，使雌激素尽可能选择性地作用于靶组织，减少对非靶组织的作用，从而减少雌激素治疗的毒副作用，因此，这类药物与雌激素组成的复合物制剂有望成为雌激素治疗 OA 的新治疗策略。

综上所述，目前基础和临床研究表明，雌激素通过调节关节软骨、软骨下骨、滑膜等关节组织的代谢，维持关节的内稳态；同时在一定程度上能够修复或抑制这些关节组织退变，延缓 OA 关节破坏。然而，由于雌激素治疗 OA 实验模型、雌激素治疗剂型等实验因素未进行标准化，目前得不出雌激素治疗 OA 的确切效果。因此，雌激素与 OA 的关系仍需进一步研究，标准化实验因素可能使雌激素的治疗作用趋向一致。随着组织选择性雌激素复合物制剂的出现，这些新型雌激素制剂有望成为有效的 OA 调修药。

15. 选择性雌激素受体调节剂对骨关节炎作用的研究进展

目前研究提示，OA 可能存在新的 OA 表型，即骨质疏松 OA，软骨下骨高骨重塑促使骨量减少，抗骨质疏松药物可能对其具有积极作用。OA 除了影响躯体功能和生活质量外，还增加抑郁和焦虑的发病风险，加重社会经济负担。

观察性研究发现，女性在绝经后 OA 患病率显著增加；关节组织（如关节软骨、软骨下骨、滑膜、肌肉及韧带）存在 ERs，提示 OA 与卵巢功能退化有关，雌激素可能阻止 OA 的发展。雌激素或选择性雌激素受体调节剂（selective estrogen receptor

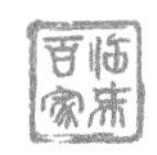

modulators，SERMs）目前运用于骨质疏松症的治疗，最近的研究支持它们可能对 OA 具有有益作用。雌激素或 SERMs 可能对 OA 关节产生双重作用：它们直接作用于软骨下骨和直接 / 间接作用于关节软骨、滑膜、肌肉及其他关节组织，从关节整体上维持关节健康，发挥对关节组织的保护作用。

（1）SERMs

SERMs 是一类人工合成的化学结构各异且功能多样的非甾体药物，对不同的组织具有不同的雌激素激动和（或）拮抗作用，即组织选择特异性，这可能是由于 SERMs 与 ERs 结合使 ERs 的空间构象发生改变，从而调节之后的转录活性引起的。在组织中雌激素的作用受 ERs 的调节，SERMs 也是 ERs 配体，在某些组织中具有拟雌激素样作用，但是在其他组织中通过竞争性阻碍雌激素与 ERs 结合而拮抗其作用。SERMs 与 ERs 结合并诱导 ERs 发生空间构象改变，从而影响 ERs 与共激活剂或辅阻遏物的相互作用，进而调节目标基因的转录。不同类型的 SERMs 可特异性结合特定的 ERs，进而特异性激活或阻遏转录因子，调节转录活性，引起组织特异性的激动或拮抗活性。例如，他莫昔芬与 ERs 具有高亲和力，在乳腺可拮抗雌激素活性，而对骨和子宫则具有雌激素激动作用；雷洛昔芬相对特异性与 ERs 结合，在乳腺和子宫可拮抗雌激素活性，而对骨组织则产生激动作用。理想的 SERMs 应对骨骼、肌肉、心脏、中枢神经系统和血脂产生雌激素样作用并发挥有益效果，而对乳腺则拮抗雌激素活性，对子宫内膜产生或不产生拮抗雌激素作用。目前临床证据显示长期

SERMs 治疗不引起雌激素治疗的相关不良反应，为 SERMs 应用于 OA 的治疗提供了条件。目前 SERMs 已被美国食品和药物管理局（food and drug administration， FDA）批准用于骨质疏松症的治疗和预防（雷洛昔芬和苯卓昔芬）、乳腺癌的治疗或预防（他莫昔芬、托瑞米芬和雷洛昔芬）和缓解绝经后阴道萎缩导致的性交不适（奥培米芬）等。由于 SERMs 对骨产生激动作用，抑制软骨下骨重塑，保护软骨下骨正常结构，维持关节健康，SERMs 有望用于 OA 的治疗。

（2）SERMs 作用于 OA 的研究进展

一项观察性研究发现，妇女在绝经后 OA 的发病率显著增加；另一项研究发现，关节组织中存在 ERs，提示雌激素可直接作用于关节组织。这些结果使学者们认为，雌激素的缺乏可能与 OA 的发展存在某种联系。但随着相关基础和临床研究证据的不断丰富，发现雌激素对 OA 的作用存在争议。某些研究发现，雌激素对 OA 起积极作用；另一些研究表明，雌激素对 OA 无积极作用甚至表现出有害作用。这可能由以下原因造成：①雌激素对关节组织的潜在作用机制是多因素多水平的，这些因素包括 ERs 亚型的组织分布、细胞转录机制和辅助调节蛋白与激活的细胞信号通路的相互作用等，这些机制的复杂性可能导致雌激素对 OA 的治疗作用难以观察。②在各实验中，雌激素类型剂量、实验动物品种、实验结果检测手段等实验因素的异质性，使各实验之间混杂因素较多，故这些实验关于雌激素对 OA 作用的结果不一致，若对这些混杂因素进行标准化可能使观察结果更为一致。与之不同，目前研究发现 SERMs 作为特殊的雌激素类化合物，对 OA 的作用效果一致性较好，并且起积极作用。SERMs 的这种特性引起了研究人员的关注并针对 SERMs 在 OA 中的作用进行了研究。

1）临床研究

临床研究发现，SERMs 对关节组织具有保护作用。在一项大型横断面研究中，以绝经后膝关节 OA 患者和正常女性为研究对象，进行磁共振成像和放射学检测发现，与对照组比较，雷洛昔芬显著减少膝关节 OA 软骨下骨的损伤和骨髓水肿样异常，进而延缓膝关节 OA 相关的软骨下骨损伤。进一步研究发现，SERMs 对软骨代谢也表现为积极作用。左美罗昔芬治疗绝经后妇女 12 个月后，与基线组相比，尿液中的软骨生物学标志物 CTX- Ⅱ减少约 50%，提示左美罗昔芬抑制人关节软骨退变。在另一项研究中，雷洛昔芬不仅能减少绝经后妇女血清中软骨代谢标志物 CTX- Ⅱ的水平，还能减少骨代谢标志物 CTX- Ⅰ水平。值得注意的是，当妇女停止左美罗昔芬治疗后，CTX- Ⅱ水平很快恢复到基线水平，而 CTX- Ⅰ仍然被强烈的抑制。这提示 SERMs 对软骨的作用可能是短暂的，而对骨的作用则是长期的。在最近发表的关于 SERMs 对骨代谢作用的研究中，苯卓昔芬不仅阻止绝经后妇女骨量减少，降低骨转换，维持和增加骨密度，还能改善骨的显微结构，增强骨强度，从而减少绝经后妇女的椎体骨折和非椎体骨折的风险。有趣的是，Fujita 等对患有骨质疏松症或 OA 的妇女进行研究，采用电子痛觉计和视觉等级量表评估背部和（或）膝部痛觉程度，发现雷洛昔芬和阿法骨化醇每天联合服药 6 个月的镇痛效果优于阿法骨化醇单药治疗。综上所述，SERMs 对关节软骨和软骨下骨起保护作用，具有潜在的镇痛作用，然而 SERMs 对滑膜和其他关节组织也可能起保护作用，从整体上维持关节健康，这有待于进一步临床研究。

2）基础研究

体内实验：在 OA 的体内研究中，SERMs 对关节组织表现为有益作用，其作用较雌激素更为稳定。本课题组前期研究发现，在大鼠 OVX 诱导的绝经后 OA 模型中，雷洛昔芬 6.2mg/kg · d 治疗 3 个月，可延缓 OVX 诱导的绝经后软骨下骨与软骨退变，同时显示出了对大鼠膝关节囊的保护作用。

组织学染色结果发现，见图 34，图 35。

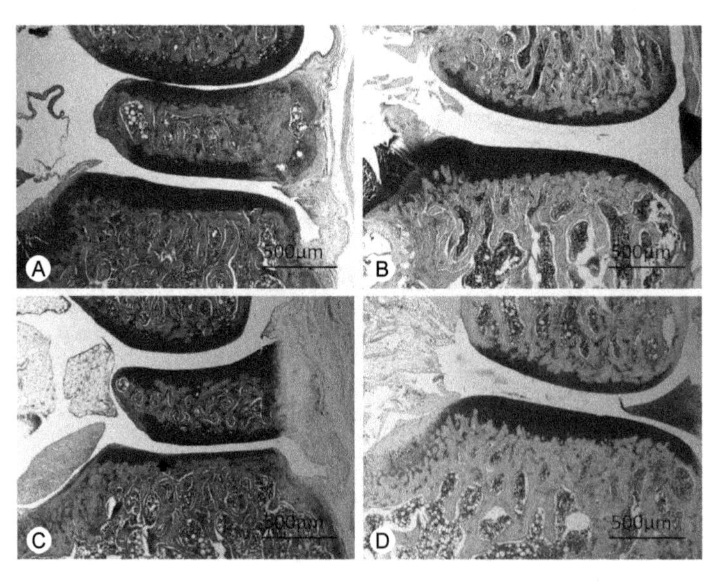

A：Baseline 组；B：Sham+V 组；C：OVX+V 组；D：OVX+RAL 组。

图 34　关节甲苯胺蓝染色（40×）（彩图见彩插 28）

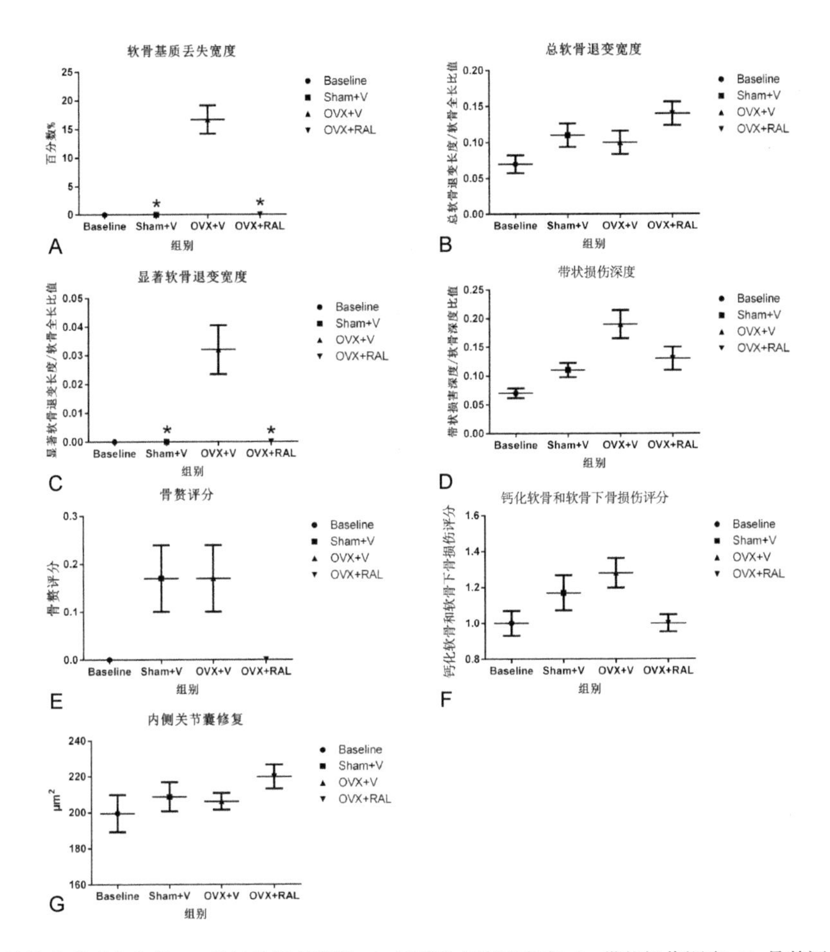

A: 软骨基质丢失宽度; B: 总软骨退变宽度; C: 显著软骨退变宽度; D: 带状损伤深度; E: 骨赘评分; F：钙化软骨和软骨下骨损伤评分；G：内侧关节囊修复 * *vs.* OVX+V 组，$P < 0.05$。

图 35 甲苯胺蓝染色的 OARSI 评分（$\overline{X} \pm SEM$）

Baseline 组，可见关节软骨表面完整，无关节软骨面缺损、软骨基质和软骨细胞丢失，关节软骨层次清晰，软骨细胞形态正常，深层染色未见明显改变，潮线连续性好，关节边缘未见骨赘形成，软骨下骨未见明显改变。

Sham+V 组，可见关节软骨表面完整，无关节软骨面磨损，软骨基质和软骨细胞未丢失，软骨细胞形态正常，关节软骨层次清晰，深层染色未见明显异常，无潮线破坏，关节边缘未见骨赘形成，软骨下骨未见明显改变。

OVX+V 组，可见软骨表面发生轻微的退行性变，负重区浅层染色变浅，软骨基质和软骨细胞部分丢失，软骨细胞形态稍显异常，关节软骨层次略显模糊，边缘偶见骨赘形成，潮线连续性稍显紊乱，潮线嗜碱性细胞增多，软骨下骨轻度增厚，存在骨髓间叶细胞改变。

OVX+RAL 组，可见关节软骨表面完整，形态正常，无关节软骨面破坏，软骨基质和软骨细胞无明显丢失，关节软骨着色均匀，层次清晰，无明显潮线破坏征象，关节边缘未见明显骨赘形成，软骨下骨未见明显组织学改变。

OARSI 组织学评分发现，OVX+V 组分别与 Sham+V 组和 OVX+RAL 组比较除总软骨退变宽度和关节囊修复外，所有评分均升高，特别是软骨基质丢失宽度和显著软骨退变宽度显著升高（$P < 0.05$）。说明 RAL 治疗可以保护 OVX 诱导的绝经后 OA 软骨退变。

在兔的 OA 模型中，他莫昔芬可减少软骨破坏并拮抗诱导剂对软骨的损伤作用。他莫昔芬甚至在雄性兔中也发挥对关节软骨的保护作用，提示它的治疗作用也许不仅与它的抗雌激素作用有关，可能存在其他的作用机制，有待进一步研究。此外，在雌性

SD 大鼠实验中，左美罗昔芬和顺式 3，4-7 羟基 -3- 苯基 -4-[4-(2- 吡咯烷基乙氧基）苯基] 苯并二氢吡喃抑制去势诱导的软骨和骨转换的加速，阻止软骨和骨的重塑，延缓软骨和骨的破坏。最近在雌性 DBA /1 小鼠 OA 模型中，Andersson 等发现抗骨质疏松药拉索昔芬和苯卓昔芬可减少滑膜炎，降低软骨和骨侵蚀的组织学评分，也降低软骨破坏和炎症相关血清学指标，表明这些药物在实验性 OA 中具有抗关节炎症并抑制关节组织破坏的作用。同样，在卵巢切除的猕猴动物模型中，Saito 等发现苯卓昔芬阻止卵巢切除引起的椎体结构退变和功能退化。总之，SERMs 维持关节健康，保护 OA 关节，在一定程度上延缓 OA 关节破坏。

体外实验：与体内实验一致，体外细胞培养也显示出 SERMs 对 OA 的保护作用。Kavas 等用五氮杂胞苷诱导体外培养的大鼠关节软骨细胞退变，并用琼脂糖制作 OA 样软骨细胞二维模型和三维模型，在 OA 样软骨细胞二维模型中，雷洛昔芬 1 μm 干预 10 天与未干预组相比，显著减少 OA 相关基因和 caspase-3 表达，降低 MMP-13 和 MMP-3 的蛋白表达，增加 aggrecan 和Ⅱ型胶原基因的表达；在三维模型中，1 μm 雷洛昔芬组增加软骨模型中胶原和硫酸盐黏多糖沉积，增加琼脂糖软骨盘的峰值应力和平衡模量，进而增强了软骨的机械性能。值得注意的是，当增加雷洛昔芬剂量达 5 μm 和 10 μm，则雷洛昔芬对软骨细胞的作用与未干预组相当。在体外培养人类软骨细胞中，采用 IL-1β 诱导软骨细胞发生 OA 样改变，细胞活性和蛋白多糖水平显著减少，而 MMP-3 和 NO 显著增加。当雷洛昔芬（0.1m 和 1μm）和 IL-1β 共同作用于体外培养的人类软骨细胞，发现蛋白多糖含量显著增加，而 MMP-3 和 NO 水平显著减少，并且其作用呈剂量依赖性，说明雷洛昔芬可拮抗 IL-1β 诱导的软骨细胞 OA 样作用，因此，对 OA 关节软骨具有潜在的保护作用。在另外一项人类软骨细胞体外研究中，脂多糖使培养液中 NO 和 IL-1β 增加，若用天然 SERMs 木黄酮（genistein）预处理，再给予脂多糖刺激，NO 和 IL-1β 水平显著下降，提示木黄酮可能通过抗炎作用保护软骨细胞。综上所述，SERMs 对关节软骨和软骨下骨具有潜在的保护作用，一定程度上能拮抗 OA 样关节退变。

（3）SERMs 对 OA 的作用机制

目前，SERMs 对关节组织的潜在作用机制逐渐被阐明。除了 SERMs 作用于 ERs 使其空间构象发生改变和 SERMs 与辅助调节蛋白相互作用形成转录复合物外，SERMs 的某些临床作用可能涉及 G 蛋白偶联雌激素受体（G protein-coupledestrogen receptor 1，GPER1）的快速调节，其进一步激活 PI3K /Akt 通路和（或）PKC /MAPK 通路。因此，雷洛昔芬和他莫昔芬被划分为 GPER1 激动剂。目前研究显示 SERMs 可通过以下几方面对 OA 产生作用。

1）SERMs 对软骨代谢的调节

目前研究表明，软骨退变在 OA 的进展中起重要作用。在

OA 早期，软骨就已经发生退变。OA 过程中，软骨降解酶增加致使软骨分解代谢增加，合成酶相对缺乏造成合成代谢不足，致使软骨基质流失，再加上 OA 异常应力负荷作用于软骨，加速软骨退变，促进 OA 进展。

研究提示，抑制软骨退变可能阻止 OA 的进展。SERMs 可能通过阻止软骨退变延缓 OA 样软骨改变。本课题组前期研究发现，RAL 可显著增加大鼠膝关节软骨中Ⅱ型胶原的表达，同时，抑制软骨细胞中 caspase-3 与 MMP-13 的表达（图 36 ～图 39）。

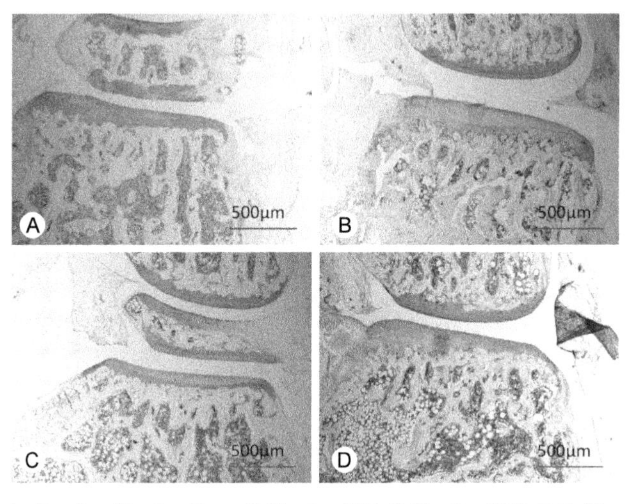

A：Baseline 组；B：Sham+V 组；C：OVX+V 组；D：OVX+RAL 组。

图 36　关节软骨Ⅱ型胶原免疫组织化学染色（40×）（彩图见彩插 29）

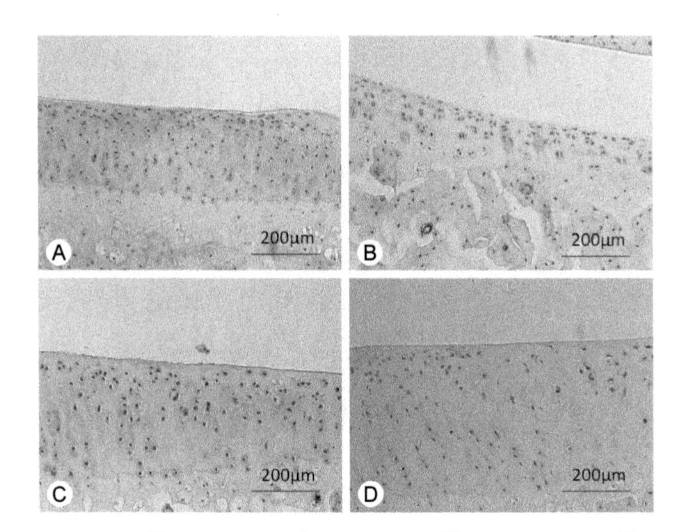

A：Baseline 组；B：Sham+V 组；C：OVX+V 组；D：OVX+RAL 组。

图 37　关节软骨 Caspase-3 免疫组织化学染色（100×）（彩图见彩插 30）

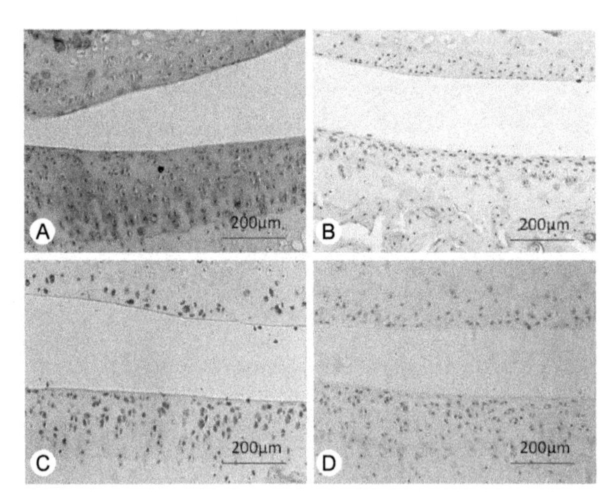

A：Baseline 组；B：Sham+V 组；C：OVX+V 组；D：OVX+RAL 组。

图 38　关节软骨 MMP-13 胶原免疫组织化学染色（100×）（彩图见彩插 31）

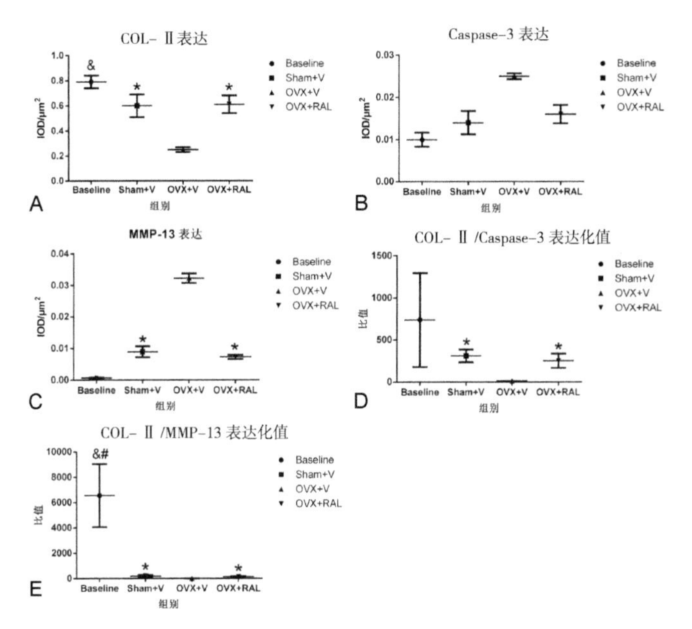

A：Col- Ⅱ蛋白表达；B：Caspase-3 蛋白表达；C：MMP-13 蛋白表达；D：Col- Ⅱ / Caspase-3 蛋白表达比值；E：Col- Ⅱ / MMP-13 蛋白表达比值 * *vs.* OVX+V 组，$P < 0.05$；& *vs.* Sham+V 组，$P < 0.05$。

图 39　免疫组织化学染色蛋白表达的 IRS 分析结果（$\overline{X} \pm SEM$）

我们的发现得到了许多研究的支持，表明 SERMs 减少 MMP-13、MMP-3、MMP-2、NO 和 PG 等软骨降解酶基因和蛋白表达，减少这些降解酶可以对软骨基质降解；同时促进软骨基质合成酶（如碱性磷酸酶）的表达，使 aggrecan、Ⅱ型胶原、X 型胶原等软骨基质合成增加，促进软骨基质Ⅱ型胶原和蛋白多糖沉积。总而言之，SERMs 降低软骨转换，阻止软骨基质退变。另外， SERMs 增加软骨细胞活性，减少 caspase-3 的蛋白表达，从而抑制软骨细胞凋亡。除此之外，SERMs 还改善软骨组织形态学参数，调整软骨的微细结构，防止软骨结构被破坏。SERMs 从总体上优化软骨的显微结构，增强软骨的生物力学性能，抵抗软骨周围 OA 样异常应力对软骨的损伤作用。

2）SERMs 对软骨下骨代谢的调节

最近研究发现，在 OA 的发生发展过程中，软骨下骨的改变可能先于软骨的退变，提示软骨下骨退变与软骨退变可能偶联。软骨下骨退变改变了软骨的生物化学和力学环境，进一步诱导软骨发生退变，软骨和软骨下骨退变促进 OA 进展，同时它们的改变也是 OA 的主要病理生理变化。SERMs 可能通过维持软骨下骨健康和延缓 OA 样软骨改变延缓或阻止 OA 进展。本课题组发现，与 OVX 组相比，RAL 治疗可显著增加 BV/TV、Tb.N、I.S 和 BS/TV 值均显著降低（*P* 分别 =0.001、0.000、0.000 和 0.002），降低 Tb.Sp 和 SMI 值（*P* 分别 =0.012 和 0.002），改善 OVX 诱导的软骨下骨微结构（图 40，图 41）。

另有研究表明，SERMs 降低骨吸收生物学标志物，同时也降低骨形成生物学指标，这样使骨转换标志物（如 CTX- Ⅰ）水平减低。骨转换降低，骨丢失减少，维持正常的骨密度；SERMs 也能阻止骨质疏松模型导致的骨量减少，维持骨密度达到对照组

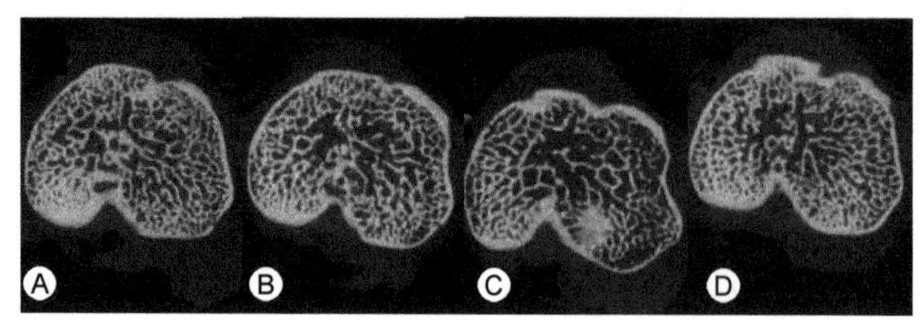

A：Baseline 组；B：Sham+V 组；C：OVX+V 组；D：OVX+RAL 组。

图 40　软骨下骨的 Micro-CT 扫描结果

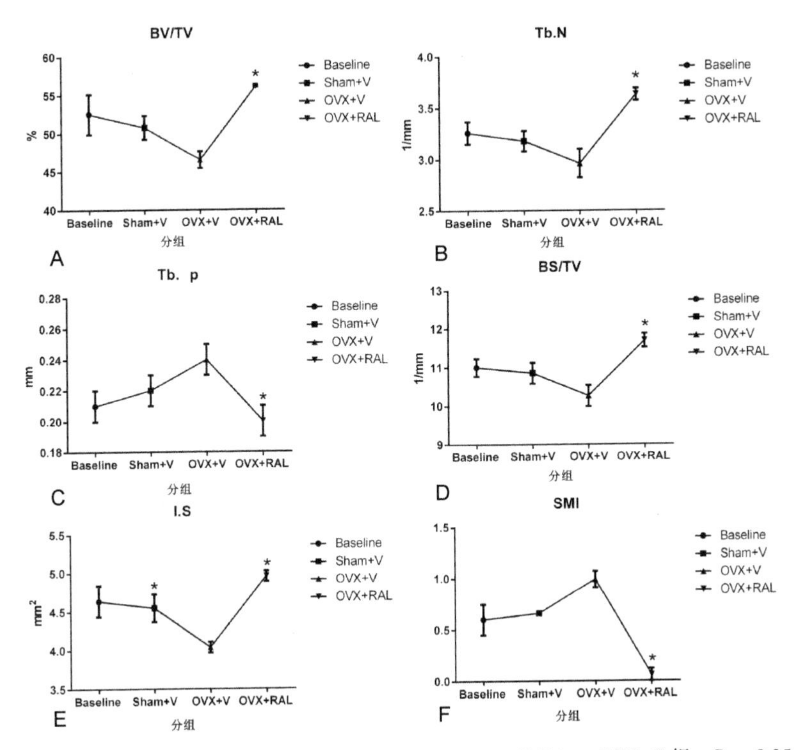

A：BV/TV；B：Tb.N；C：Tb.Sp；D：BS/TV；E：I.S；F：SMI * *vs*. OVX+V 组，$P < 0.05$。

图 41　micro-CT 测量结果（$\overline{X} \pm SEM$）

水平。另一方面，SERMs 促进骨的矿化，维持骨基质中无机盐的含量，对维持骨密度和骨强度也起了一定作用。进一步研究发现，SERMs 不仅改善骨形态计量学的静态参数，还改善骨的动态指标，以优化骨的结构性能。SERMs 不仅维持骨密度，阻止骨量丢失，更重要的是，它们还调整骨的显微结构，增强骨的力学性能，与骨量增加相比，使骨强度数倍地增加。因此，临床上 SERMs 治疗使椎体和非椎体骨折发生率下降，总的骨折风险显著降低。SERMs 通过保护软骨下骨的健康和延缓 OA 样软骨下骨改变来维持软骨下骨和软骨的健康，发挥对 OA 关节的保护作用。

3）SERMs 抑制关节炎症

目前研究表明，在 OA 早期，关节炎症轻微，对 OA 关节影响较小。随着 OA 病程的发展，关节炎症逐渐加重，在 OA 晚期阶段，关节炎症较严重，促进关节损伤和 OA 的发展，特别是滑膜炎对晚期 OA 的病理生理变化起重要作用，血液炎症指标（CRP、ESR、TNF-α）和关节液的炎症因子（IL-1β、TNF-α 和 MMP-3）水平在一定程度上通过炎症水平反映疾病的严重程度。SERMs 可能通过减少关节炎症延缓晚期 OA 的发展。研究发现，炎性因子 IL-1β 诱导体外培养的软骨细胞发生 OA 样改变，证实炎症同样参与晚期 OA 的病理过程；SERMs 阻止 IL-1β 诱导的软骨 OA 样改变，提示 SERMs 可通过抗炎途径拮抗 OA 样改变。在人类软骨细胞培养中，天然 SERMs 木黄酮抑制 *COX-2* 基因和诱导性 NO 合酶基因表达，使 *COX-2* 和 NO 表达减少，促炎介质 NO 和 IL-1β 等水平也随之下降，从而发挥 SERMs 的抗炎作用。在小鼠体内实验中，Jochem 等用胶原诱导关节炎模型，模拟人类风湿性关节炎，发现雷洛昔芬降低血清促炎因子 IL-6 和骨转换标志物水平，降低其发生率和严重程度，证实了在慢性关节炎模型中，雷洛昔芬能够改善侵蚀性关节炎和炎症触发的骨质疏松，提示 SERMs 通过调节炎性因子的表达改善关节疾病。同样，在另一小鼠关节炎模型中，拉索昔芬减少血清炎症生物学标志物 IL-6 水平，证实 SERMs 是关节炎症的有效抑制剂。总而言之，SERMs 通过拮抗关节炎症延缓 OA 进展，其抗炎机制可能涉及 *COX-2* 和诱导性 NO 合酶途径，具体分子机制目前还不是很清楚，有待于进一步研究。

4）其他

SERMs 除了作用于软骨、软骨下骨和关节炎症外，可能还作用于其他关节组织（如滑膜、肌肉和韧带），如 SERMs 减少类风湿样滑膜细胞的增殖，改善滑膜炎；SERMs 促进成肌细胞增殖和分化，减少肌细胞凋亡，延缓肌萎缩和收缩功能异常，维持关节内的正常机械负荷，拮抗关节异常应力负荷。这些关节组织在维持关节健康和延缓 OA 方面也具有一定作用。总之，组成关节的各组织间相互作用，从整体上共同维持关节健康，延缓关节损伤。

（4）SERMs 对 OA 治疗的展望

目前临床和基础研究表明， SERMs 对关节组织表现为一致的有益作用。SERMs 保护关节软骨和软骨下骨，拮抗关节炎症，从整体上保护 OA 关节健康，一定程度上延缓 OA 样关节退变；并且 SERMs 具有良好的耐受性和安全性，适合于绝经后骨质疏松 OA 的治疗，因此，SERMs 有望成为潜在的 OA 疾病调修药物。

参考文献

1. 肖亚平，戴慕巍，田发明，等 . 雌激素对骨关节炎作用的研究进展 . 中国老年学杂志，2017，37（22）：5704-5707.

2. 肖亚平，戴慕巍，田发明，等. 选择性雌激素受体调节剂对骨关节炎作用的研究进展. 中国骨质疏松杂志，2016，22（12）：1613-1617.

3. 肖亚平. 雷洛昔芬对大鼠骨质疏松相关关节退变的作用研究. 华北理工大学，2017.

4. CHU J G，DAI M W，WANG Y，et al. Strontium ranelate causes osteophytes overgrowth in a model of early phase osteoarthritis. BMC Musculoskelet Disord，2017，18（1）：78.

5. DAI M W，CHU J G，TIAN F M，et al. Parathyroid hormone（1-34）exhibits more comprehensive effects than celecoxib in cartilage metabolism and maintaining subchondral bone micro-architecture in meniscectomized guinea pigs. Osteoarthritis Cartilage，2016，24（6）：1103-1112.

6. GOU Y，TIAN F，KONG Q，et al. Salmon Calcitonin Attenuates Degenerative Changes in Cartilage and Subchondral Bone in Lumbar Facet Joint in an Experimental Rat Model. Med Sci Monit，2018，24：2849-2857.

7. TIAN F M，YANG K，WANG W Y，et al. Calcitonin suppresses intervertebral disk degeneration and preserves lumbar vertebral bone mineral density and bone strength in ovariectomized rats. Osteoporos Int，2015，26（12）：2853-2861.

8. JIANG X，TIAN F，WANG W，et al. Effect of calcitonin pretreatment on naturally occurring intervertebral disc degeneration in guinea pig. Int J Clin Exp Med，2015，8（7）：10367-10379.

9. LIU C C，TIAN F M，ZHOU Z，et al. Protective effect of calcitonin on

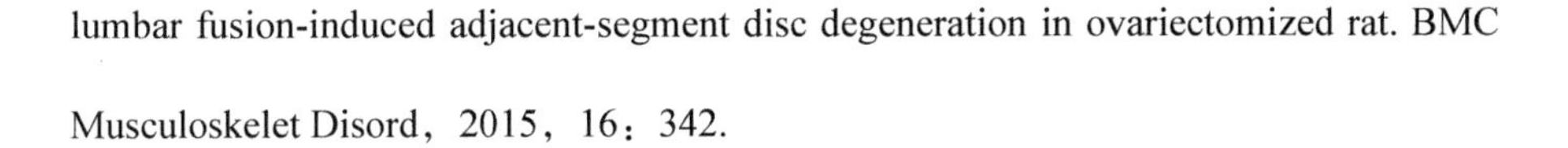

lumbar fusion-induced adjacent-segment disc degeneration in ovariectomized rat. BMC Musculoskelet Disord，2015，16：342.

10. WEN Z H，TANG C C，CHANG Y C，et al. Calcitonin attenuates cartilage degeneration and nociception in an experimental rat model of osteoarthritis：role of TGF-β in chondrocytes. Sci Rep，2016，6：28862.

11. HONG J，WANG T，CHEN Z，et al.Rabbit model of subchondral bone bruise and the treatment potential of calcitonin. Am J Transl Res，2017，9（12）：5603-5610.

12. SOARES A P, DO ESPÍRITO SANTO R F, LINE S R, et al. Bisphosphonates：Pharmacokinetics，bioavailability，mechanisms of action，clinical applications in children，and effects on tooth development. Environ Toxicol Pharmacol，2016，42：212-217.

13. FUJITA T，FUJII Y，MUNEZANE H，et al. Analgesic effect of raloxifene on back and knee pain in postmenopausal women with osteoporosis and/or osteoarthritis. J Bone Miner Metab，2010，28（4）：477-484.

14. ANDERSSON A，BERNARDI A I，STUBELIUS A，et al. Selective oestrogen receptor modulators lasofoxifene and bazedoxifene inhibit joint inflammation and osteoporosis in ovariectomised mice with collagen-induced arthritis. Rheumatology（Oxford），2016，55（3）：553-563.

15. ELLIS A G，REGINSTER J Y，LUO X，et al. Bazedoxifene versus oral bisphosphonates for the prevention of nonvertebral fractures in postmenopausal women with osteoporosis at higher risk of fracture: a network meta-analysis. Value Health，2014，17（4）：424-432.

16. HENROTIN Y，SANCHEZ C，CORNET A，et al. Soluble biomarkers development in osteoarthritis：from discovery to personalized medicine. Biomarkers，2015，20（8）：540-546.

17. SAITO M，KIDA Y，NISHIZAWA T，et al. Effects of 18-month treatment with bazedoxifene on enzymatic immature and mature cross-links and non-enzymatic advanced glycation end products，mineralization，and trabecular microarchitecture of vertebra in ovariectomized monkeys. Bone，2015，81：573-580.

18. PINKERTON J V，THOMAS S. Use of SERMs for treatment in postmenopausal women. J Steroid Biochem Mol Biol，2014，142：142-154.

19. SCHICHT M，ERNST J，NIELITZ A，et al. Articular cartilage chondrocytes express aromatase and use enzymes involved in estrogen metabolism. Arthritis Res Ther，2014，16（2）：R93.

20. PRIETO-ALHAMBRA D，JAVAID M K，JUDGE A，et al. Hormone replacement therapy and mid-term implant survival following knee or hip arthroplasty for osteoarthritis: a population-based cohort study. Ann Rheum Dis，2015，74（3）：557-563.

骨关节炎的干细胞和小分子治疗

16. 骨关节炎可能通过关节腔内注射干细胞进行治疗，但具体分子机制和相关信号传导通路尚有待进一步研究

干细胞分离技术的多样化和在组织修复中的应用对于开发治疗 OA 新技术和新策略产生了重要影响。随着组织工程和再生技术发展与进步，现在自体来源和异体来源的方法均能实现组织的再生，已解决临床中一些组织缺损等棘手问题。尽管干细胞移植后的存活率高于其他已经分化的细胞，但其控制细胞凋亡和衰老信号来提高细胞的存活的机制目前仍不明确。自体和异体来源的干细胞移植的对比目前仍是一个有争议的话题。一直以来，自体移植是避免不良免疫反应与供体发生排斥反应的干细胞治疗的金标准。目前已有临床报道使用改良的自体和异体骨髓间充质干细胞和软骨细胞来修复软骨下骨和软骨。但在某些情况下，预先制

备好的同种异体干细胞具备其优点，容易获得并能够用于治疗早期的 OA。同时，在这些细胞疗法被常规用于临床治疗之前，证实其安全性与质量至关重要。

间充质干细胞（mesenchymal stem cell，MSCs）具有多向分化潜能、免疫调控功能，易于从不同来源的组织分离，一直以来都是业内研究的热点。MSCs 来源于成熟干细胞，根据其组织来源，其表现出不同的特征。细胞治疗国际协会关于间充质干细胞疗法已经达成共识来鉴别 MSC，如贴壁生长，表面标志物（CD90+、CD105–、CD73+、CD34–、CD45– 和 CD14–）的表达和具有分化成脂肪细胞、成骨细胞和成软骨细胞的能力。有证据表明，MSCs 在 OA 组织中的止血作用和细胞增殖的能力将发生永久改变。因此，近年来关于 MSCs 治疗策略一直致力于解决这一问题，进而提高关节软骨的修复作用，最终延缓 OA。

目前，临床动物实验证实，MSCs 可用于半月板软骨和骨折的修复，效果确切，也进一步推动了 MCSs 治疗 OA 的进程。目前 MSCs 治疗仍处于临床转化的早期阶段，为了这一领域更进一步发展，需要在干细胞移植之前严格把关 MSC 储存和扩增流程，保证各种操作的标准化。此外，骨髓中分离获得的 MSCs 数量较少，相同组织来源和可控的体外扩增是必要条件，目前研究证实，长期培养会降低干细胞的分化潜能，并导致永久的形态学改变。尽管存在这些局限，目前仍有临床试验研究通过不同给药途径探索 MSCs 治疗 OA 的效果。这些研究结果可以初步证明 MSCs 疗法的安全性和有效性，并为后续研究提供参考和调整策略。

诱导性多能干细胞（induced pluripotent stem cells，iPSCs）是成熟细胞重新编程胚胎转录因子，具有多向分化潜能。与脂肪间充质干细胞一样，诱导性多能干细胞可以避免胚胎干细胞的伦理问题，也是一个可用于修复软骨和骨的潜在选择。第一个使用 iPSCs 的人类临床研究是正在进行中的治疗黄斑变性的试验，而且 iPSCs 也是其他疾病（如阿尔茨海默病、帕金森病、心血管疾病）研究的焦点之一。一旦初步临床试验证明 iPSCs 对人类有安全性和有效性，iPSCs 会成为一个用于 OA 治疗的重要选择。

胚胎干细胞（embryonic stem cells，ESCs）具有最强的可塑性，能够分化成多种类型的细胞；由于它的多向分化潜能和分化成不同类型组织的能力是其中被最多研究的干细胞。但是获取 ESCs 伦理学问题、排斥反应及肿瘤发生等问题依然是干细胞的临床应用要克服的难题之一。近年来，诸多学者一直致力于降低不同来源（骨髓、脂肪组织、肌肉）分离得到 ESCs 的免疫排斥和肿瘤形成的风险。

脂肪干细胞（adipose stem cells，ASCs）的分化潜能明显低于胚胎干细胞，而且要求更强的干预来诱导其分化为靶向细胞系。研究证实通过调节和控制体外的生长环境，ASCs 在适宜的条件下能够变成骨和软骨的前体细胞，甚至能够分化成不同类型的组织细胞。已有临床试验初步证明了 ASCs 在治疗尿失禁、关节软骨损伤和心脏功能受损中的安全性和有效性。

（1）富集骨髓

骨髓在造血、抑制全身炎症反应、调节淋巴和免疫系统功能、产生血细胞系和前体干细胞过程中均发挥重要作用。目前经髂后上棘微创获取 BMC 的应用愈发受到关注。基于 BMC 的组织来源，目前临床应用主要关注在骨发育和再生，然而骨髓来源的前体干细胞在一定条件刺激下具备分化的潜能。BMC 复合血浆、红细胞、白细胞（如粒细胞、淋巴细胞、单核细胞）、血小板、血浆、少量的基质细胞和生长因子成分的混合物。

使用离心机或自动化系统分离红细胞和白细胞进而获得纯化的 BMC。尽管红细胞和白细胞会给很多生物过程带来有益系统反应，但是红细胞和白细胞在 BMC 治疗骨软骨、组织愈合和再生是有争议的。众所周知，血液诱发的关节病变会导致使红细胞和白细胞浸润，随后造成软骨和软骨下骨退化进而导致关节炎。骨髓来源的 MSCs 日益受到关注，一方面，因为其多向分化潜能能够生成软骨细胞、成骨细胞、腱细胞、肌细胞、脂肪细胞和中胚层细胞；另一方面，MSCs 对周围细胞、生物因子、机械压力有反应性。例如，骨髓间充质干细胞（bone marrow mesenchymal stem cells，BM MSCs）在氧化应激下阻止中性粒细胞凋亡；BM MSCs 能够表达特殊细胞因子、驱化因子受体诱导细胞增殖和凋亡，更重要的是 BM MSCs 对特定活化的血小板生长因子敏感。然而，某些患者的个体因素，包括年龄、性别、并发症等均有可能限制 BM MSC 临床应用。尤其在老年人中，细胞普遍衰老和 BM MSC 的含量较低，一定程度上导致修复受损组织的再生潜能降低。

（2）相关应用

骨髓富集的应用包括手术注射、自体移植、支架材料和保守注射治疗。在一个系统回顾性研究中，用 BMC 治疗膝关节 OA（*n*=8）和局部的软骨损伤（*n*=3）疗效良好。对于 OA 初期、局部软骨损伤相对较小（＜ 2cm）或者有相对小的软骨损伤的患者可以得到更加明显效果。当然，由于目前的文献缺乏方法论的一致性，其应用效果仍需要大量的随机对照临床试验去验证和支撑。

BM MSCs 与其他细胞或因子间的交互影响在多种生理活动中发挥重要作用，如 BM MSCs 预防中性粒细胞氧化应激反应导致的凋亡，也表达细胞因子、趋化因子和其他的生长因子受体。更重要的是，BM MSCs 能够对活化血小板生长因子做出反应。IL-1 受体拮抗剂是这样的一类血小板源性的生长因子，MSCs 中含量较高，被认为是造成介导炎性因子的重要介质。尽管之前的研究已经提示 BMC 包含少量的 BM MSCs （0.001% ～ 0.01%）。通过产生 BMC 的富集产物或增加调节 BM MSCs 活动的生长因子等方法可以提高其效果。分析 BMC 的生物学信息将为相应细胞和生长因子的开发和应用提供重要参考，这将可能促进个体化干预的进展。

（3）脂肪组织和脂肪干细胞

脂肪源性干细胞（adipose-derived stem cells，ADSCs）是脂肪和脂肪组织来源的自体 ADSCs，可以分化多种包括软骨、骨、肌肉和脂肪等组织。不同于人体骨髓富集，脂肪组织已经作为一种得到大量干细胞的重要来源，能够通过微创的脂肪抽吸术或皮下脂肪组织成分分离获取。此外，脂肪组织已经被认为是一种很好的支架材料或基质材料用于组织工程和再生医学。

2004 年，国际脂肪应用技术学会达成了一个共识，将 ADSCs 命名为 ASCs 来定义可分离的、具有多分化潜能的、贴壁生长细胞。ASCs 分泌各种类型的生长因子、细胞因子、趋化因子和外泌体会对周围干细胞有积极的影响，能够影响微环境进而启动修复机制。因为 ASCs 有多向分化潜能和再生潜能，部分研究已经用于一些体内和体外修复和治疗骨、肌腱、椎间盘和骨骼肌功能障碍和疼痛控制。一些动物实验中证实，通过应用 ASCs 可有效治疗软骨损伤，促进其再生。基于这些利好结果，关于 ASCs 应用的临床前和临床研究得以迅速发展。

脂肪抽吸术后机械破碎和酶消化脂肪 / 脂肪组织分离 ASCs，并获取产生可注射的脂肪组织和基质血管成分。脂肪抽吸术常用于美容减脂，并由此产生大量的多余脂肪，而这些脂肪内含有大量干细胞，其生物学价值尚未得到充分利用。自体脂肪抽吸术经常被用作在软组织重建中可注射性的支架材料和 ASCs 的来源。此外脂肪抽吸物可以用胶原酶消化来提取脂肪组织的

ASCs，而且清洗掉多余的酶再通过离心作用进而产生叫作基质血管化片段（stromal vascular fraction，SVF）细胞团块。SVF 是包含脂肪组织碎片，巨噬细胞、血细胞、前脂肪细胞、周细胞、成纤维细胞、平滑肌细胞，内皮祖细胞 / 成熟细胞的混合物。

随着脂肪抽吸物在运动医学和再生医学的临床应用逐渐成为热点，全自动或半自动化设备的研发进而提高脂肪 SVF ASCs 的产量和质量也愈发重要。目前市场上销售的设备是胶原酶处理获得 SVF。胶原酶的应用在脂肪组织或脂肪抽吸液比机械法更常见，能获得更大量的 SVF 且最大限度地恢复 ASCs 活性。尽管 ASCs 在再生医学临床被应用，但仍然有其发展的瓶颈。美国食品和药物管理局允许使用最小非酶操作技术分离自体脂肪，但是从酶解脂肪和脂肪组织产生 SVF 被归类为药物并且超过了最小限度。因此，有研究探讨其他备选方案，如通过洗涤和震荡脂肪组织提取物获取富集的 SVF。

（4）相关应用程序

目前已经有一些非酶类试剂盒可以通过震荡和洗涤获取和生成富含 SVF 的脂肪组织，一些相关设备如下：PuregraftR（BiminiTechnologies LLC），Fastkit（Fastem）（CORIOSSoc. Coop.），LipiVageTM（Genesis Biosystems，Inc.），RevolveTM/ GID 700TM（LifeCell Corpora tion，USA/GID Group，Inc.），LipogemsR（Lipogems International SpA），Lipo-Kit GT（Medikan Inter national Inc.），StromaCellTM（MicroAire Surgi cal

Instruments，LLC），and myStemR（MyStem LLC）。然而每一种方法和系统都有其优缺点，并在不断的发展和规范化。

最近开展的一些临床研究中自体、非酶处理富含 SVF 的脂肪抽吸物 ASCs 在临床中用于治疗各类骨科运动损伤。富含 SVF 脂肪组织被用来治疗 OA 患者、半月板撕裂及其他骨性疾病，且未发现严重不良反应。脂肪抽吸操作简便，即便在门诊患者也可以进行操作，且取材部位较多（如腹部、臀部、手臂、大腿），可为 OA 患者提供一个安全、微创、非手术的治疗方式。

目前为止，关于此类治疗方式的安全性和有效性证据有限。获取部位和提取脂肪组织的量对于最终分离获得的 ASCs 的数量至关重要，当然也存在个体差异。在 1 克的脂肪组织中，可通过流式细胞术定量技术获得 ASC 的数量为 5 000 ～ 200 000 细胞。过去需要使用约 100g 的脂肪组织来产生浓缩的 ASCs。最近，研究实现通过提取一个体积相对较少的脂肪组织得到高浓度的 ASCs（约 19g）。总之，目前只能大致估算不同患者不同部位的脂肪组织包含 ASCs 数量。理论上从 100g 脂肪组织能够分离 50 万～ 2000 万 ASCs，而且如果 MSCs 的数量是 SVF 脂肪组织的 5%，能从 100g 的脂肪组织获得 1000 万的 ASCs。一般情况下，5 ～ 15 mL 的富含 SVF 的脂肪组织抽入 60 mL 的注射器，通过低速离心或通过静止分层几个小时，去除最上面的一层，之后将 5 ～ 10 mL 的脂肪组织注射到半月板和上副韧带之间的关节间隙治疗 OA。

除了脂肪抽吸获得的ASC，人工培养的ASC是一种新兴的治疗OA的方法。最近的一项研究中，在大鼠OA模型的关节内注射1×10^6无介质支架和异基因扩增培养的ASC，观察其效果。令人关注的是，异基因ASC并未引起任何有害的局部和全身反应，但是仍需要进一步基础研究评估安全性、有效性、旁分泌效应，以及软骨细胞和异源扩增ASCs治疗OA的作用机制。总体来说，关节腔内注射富含优化的ASCs的血管基质成分抽吸脂肪是一个治疗OA和运动损伤方法，但其疗效和安全性尚有待进一步的临床研究证实。

17. 小分子可以针对骨关节炎发生发展的信号通路延缓其进展，但其不良反应不可预知

如前所述，目前针对OA的治疗仍以非手术治疗方式为主，包括适当控制关节活动、物理疗法、非甾体类抗炎药和局部药物注射。尽管这些治疗方式在短期内可使症状得到缓解，但是不能阻断疾病进程。对于保守治疗无效患者，则需要接受手术治疗，但其治疗效果受到多因素影响，使得手术不能成为常规治疗方式。由于对OA发病机制的认识不足，限制了疾病阻断药物的研发进程。新近研究针对部分参与OA发生发展的信号通路和调控因子，探讨了部分小分子在治疗OA中的作用潜能和应用前景。

(1) 小分子药物的优势

分子量为600D或更少的小分子药物的疗法可以特异性靶向作用于细胞内分子。通过靶向作用于调控细胞生理和功能的特定信号通路，小分子可以调节信号转导和基因转录。①生长因子可以通过调节组织发育中细胞的生理和功能而具备了作为OA干预药物的潜能，但其免疫原性缺陷限制了其在临床中的推广应用。相反，因为体积较小，小分子在宿主的免疫反应微乎其微。②小分子可以口服给药，并被人体直接吸收。由于大分子药物是有规立体结构聚合，在外界环境变化时容易发生改变，三维结构易于破坏并因此失效，但是对大多数小分子来说并不存在这种缺陷。③小分子更容易大量的合成、提纯和产生。事实上，在癌症治疗领域已经广泛地应用小分子药物，如在临床上治疗非小细胞肺癌和慢性粒细胞白血病，广泛使用酪氨酸激酶抑制剂、吉非替尼、伊马替尼。因此小分子治疗有可能应用于OA。

1) Wnt/β-catenin 信号通路

IL-1β和肿瘤坏死因子可以刺激导致关节疼痛和炎症的环化素酶2和前列腺素E的产生。IL-1β和肿瘤坏死因子可以抑制组成关节软骨细胞外基质的表达和积累。这些分解代谢的越旺盛，与OA相关的软骨基质丢失的越快。Wnt/β-catenin信号通路在IL-1和肿瘤坏死因子引起MMPs上调方面起重要作用。通过抑制Wnt/β-catenin信号通路，小分子PKF115-584和部分CGP049090阻止IL-1和肿瘤坏死因子使软骨降解。Wnt通路的另一个小分子抑制物SM04690，阻断IL-1产生肿瘤坏死因子和IL-6，抑制蛋白酶的产生，最终缓解软骨的降解。Ⅰ期临床试验也证实SM04690具有治疗OA的潜能。桧木醇是一个有广泛的生化和药效活性的天然化合物。桧木醇可以有效地抑制由IL-1刺激软骨细胞产生MMPs，在体内动物试验中可以缓解软骨的退变。桧木醇的抗炎效果由Wnt/β-catenin信号通路抑制剂产生。另外，据报道致低氧因子-1α是保持机体内稳定和关节软骨细胞调节分化的基础。通过使用敲除小鼠（致缺氧因子），Bouaziz等发现致缺氧因子缺失，通过Wnt/β-catenin信号通路的调节，MMP-13表达增加和软骨细胞破坏加剧，细胞信号通路抑制剂PKF118-310可以逆转这些病理影响。该研究证实了致缺氧因子-1α在OA中的作用，也初步揭示了致缺氧因子-1α和Wnt/β-catenin信号通路之间的联系。

2）NF/κBsi信号通路

除了Wnt/β-catenin信号通路，IL-1β和肿瘤坏死因子的生物影响，包括MMP-13、环氧合酶2和NO的合成增加，也在一定程度上受到NF-κB调节。紫草素是传统药物的主要提取物成分。据报道，在巨噬细胞中通过积累产生高水平的IκBα蛋白而产生抗炎效果。细胞中表达的NF-κB自然抑制剂IκBα可以抑制NF-κB长臂65传递的核转移和其磷酸化。在兔OA模型中，使用紫草素后，可以部分阻止MMPs的上调和MMP-1的组织抑制剂的下调。在软骨细胞中，他们观察到紫草素改善IL-1β产生的

IκBα 的降低。此外，IL-1β 激活的 NF-κB 可以被姜黄素抑制剂抑制，影响到 IκBα 降解。随着 NF-κB 信号通路的阻滞，其下游分子靶标像环氧合酶 2 和 MMP-9 随后可被镇静方式阻滞。白藜芦醇是独立于白藜芦根部的组成部分，在一定剂量和干预周期下，白藜芦醇可以阻断 TNF-α 和 IL-1β 产生的 NF-κB。在软骨细胞 MMPs 和环氧合酶 2 表达上，白藜芦醇的影响与姜黄素相似。除外由 NF-κB 引起的炎症信号通路，白藜芦醇也可抑制由软骨细胞凋亡产生的 IL-1β。从杜鹃植物提取的杜鹃素可以被合成，很丰富的药物学活性（包括抗炎功能）很著名。在探索应用杜鹃素治疗 OA 的可能性中，在软骨细胞中，杜鹃素对 NF-κB 活性有影响。结果显示，杜鹃素通过阻断 PI3K/Akt 磷酸化而阻碍 NO，前列腺素 E2 和环氧化酶 2 产生的 IL-1β、PI3K 和 Akt 是 NF-κB 的上游分子，在 NF-κB 激活中起重要作用。

3）聚蛋白多糖酶抑制剂（ADAMTS）

酶家族中可以水解胶原和蛋白多聚糖的聚蛋白多糖酶，是 OA 软骨细胞外基质降解的主要酶类之一。研究表明，有两种类型的聚蛋白多糖酶：ADAMTS-4 和 ADAMTS-5。据报道，随着 ADAMTS-5 表达明显增加，人和大鼠骨关节软骨蛋白多聚糖的丢失也更严重。Jia 等证实，蛋白多糖联合透明质酸可延缓或减轻膝盖损伤后 OA 的发生发展。因此，ADAMTS 过度表达是 OA 发展的促进因素之一。相比之下，在 OA 中，ADAMTS-5 比 ADAMTS-4 扮演更重要的角色。Chen 等发现 ADAMTS-5 抑制剂

114810 与水凝胶联合应用可以促进关节骨软骨破坏的修复，注射后的 8 周评估中，相比于控制组中外科导致的 OA，其软骨损伤的修复效果更好及病理退化改善。Durham 等发现 ADAMTS-4 和 ADAMTS-5 的一个有力的选择性海因抑制剂，海因 13 可以延缓半月板撕裂大鼠模型中 OA 的进程。卡诺醇从迷迭香中提取，是抗炎和抗氧化组合物。在软骨细胞中，卡诺醇可以下调 ADAMTS-4 和 ADAMTS-5 的表达，也增加了 T1MP-1 的产生，而 Col- Ⅱ的表达明显提高。

4）IL-6/STAT3s 信号通路

在许多生理和病理进程中，IL-6 是无处不在的致炎性细胞因子。在大量骨骼肌肉疾病中抑制其活性是有效的。STAT3 是 IL-6 下游的主要信号因子。当中间半月板不稳定易患关节炎，IL-6 的上调将会激活软骨的 STAT3，最终导致软骨损坏。Stattic 是 STAT3 的小分子抑制剂，可以剂量依赖性抑制 STAT3 的磷酸化。Augustin 等研究发现，通过 Stattic 阻断 STAT3 在 DMM 模型中的封锁，他们发现 Stattic 阻断 IL-6 可以缓解产生 DMM 导致的软骨缺陷、骨赘形成和滑膜炎的出现。这些结果证实 IL-6/STAT3s 通路药理抑制剂可以阻止 OA 进展。

5）MAPK 信号通路

前列腺素 E2 是调控软骨代谢发挥重要作用。在 OA 中，PEG2 可以促进 MMP-3，调节蛋白多糖和胶原质的症状，以及调节软骨细胞的凋亡。软骨细胞在 IL-1 刺激下，ERK-1/2 和

p38MAPK 激活微粒体前列腺素 E 的表达均显著升高，在加入 ERK 通路抑制剂 PD98059 和 p38 和 MAPK 抑制剂或 SC906，微粒体前列腺素 E 合酶的表达会受控制。这些研究结果也提示在 OA 中，表型的改变在一定程度上与 MAPK 信号通路激活有关。利克飞龙是一个环氧合酶和 5- 脂氧合酶的双靶抑制剂，也表现出治疗 OA 的潜在效果。除了环氧合酶 2 抑制剂调节的传统止痛药效果，最近研究表明利克飞龙可通过 p38 MAPK 通路强效抑制 IL-1β 刺激下软骨细胞中 MMP-13 的产生。

6）Notch 信号通路

Notch 信号通路参与调控血管形成和细胞周期。最近研究表明，Notch 和其受体会在炎症状态的滑膜细胞中表达。Gao 等也观察到在 OA 中 Notch 相关蛋白表达。在炎症滑膜细胞组织培养中，由 Notch 信号通路介导的血管内皮生长因子和血管生成素 2 会引起血管增殖，并伴随 IL-6、IL-8、MMPs 的过度表达，该过程可以被 Notch 信号的小分子抑制剂 DAPT 所阻断。另有研究表明 Notch 信号通路参与调控软骨内成骨骨化过程，该过程是 OA 发展的重要进程之一。

（2）现状和未来方向

1）炎症介质网络

基于以上，OA 的发生发展过程与炎症信号密切相关。炎症细胞因子（IL-1β 和 TNF-α）与其受体结合后，刺激细胞内信号通路像 NF-κB 和 Wnt/β-catenin，诱发一系列病理生理学过程，据细胞反应包括 ADAMTS 和 MMPs 的分泌增加会导致 ECM 降解和组织结构的破坏、引起炎症疼痛的环氧合酶 2 和 PGE2 的产生、前炎症产物分泌和选择性细胞分化和细胞凋亡。然而，具体分子机制和相关信号传导通路尚有待进一步研究。

2）传统药物和小分子

传统非甾体类抗炎药的作用可以减轻环氧合酶 2 的作用并产生止痛效果，但不会缓解或阻止疾病进程。糖皮质激素等甾体类抗炎药，因其不良反应和后遗症让其不能成为临床治疗第一选择。相比之下，小分子药物经常是相关信号通路的抑制剂，为 OA 的治疗提供更多的选择，通过选择性阻断信号通路功能，这些小分子可以调节 OA 发生过程中相关炎症内完整细胞调节系统和最终终止疾病进展。小分子疗法和传统药物最大的区别是后者可以缓解症状，作用于疾病最后阶段，然而前者作用于疾病的病理进程，如炎症信号通路和相关酶的代谢（像之前描述）。显然，小分子药物的出现与对 OA 发病机制的理解和认识的程度密切相关。

3）药物传递系统

小分子药物也有缺点和局限性。小分子靶向特异性欠佳，系统性干预时，可能会作用于其他器官和组织，进而带来不必要的不良反应，因此对靶向药物的探索愈发引起重视。不同研究表明，在慢性骨骼肌肉退化疾病相关炎症上局部治疗的效果往往优于系统治疗，但是这种方法疗效比较局限，因其在注射后小分子会被很快清除。为提高其治疗效果和提高其定位和穿透性，靶向递送系统显得尤为必要。适当的局部药物传递系统可以减少无靶标和负面影响，在特定组织中增加有效聚力。单壁碳纳米管和聚乙烯二醇链形成纳米传递系统注入关节腔内，该系统作为药物载体可在关节腔持续一段时间，软骨基质会释放小分子抑制物到软骨细胞。综上所述，新药物传递系统具有诸多优势，具有一定的开发和应用前景。

4）药物发展策略

小分子治疗 OA 日益受到关注，但目前仍未能大范围用于 OA 的临床治疗。其中主要原因是由于其不良反应的不可预知性，在这一点上，小分子药物并未比传统药物表现出明显优势。此外，单靶标作用方式往往导致干预效果过于“专一”，但 OA 发病机制复杂，涉及不同的组织，其反应过程涉及多水平多因素的交互影响和级联反应。从长期看来，利用小分子诊断去辨别小分子异质性和选择合适的方式治疗将是探索和发现个体治疗和精准药物的重点方向。

5）机遇和挑战

最近研究表明，在 OA 发生发展过程中，年龄和免疫调节也扮演着重要角色。细胞衰老是年龄和年龄相关疾病最重要的细胞学机制之一，也成为研究 OA 防治策略的潜在靶点之一。研究表明，随着年龄的增加衰老的软骨细胞在关节软骨中聚集且其衰老分子标志物表达水平增加，在 OA 的免疫调节中，可以观察到 B

细胞和 T 淋巴细胞浸润。炎症反应和免疫调节在 OA 中的作用也是未来研究的热点。总而言之，小分子药物虽然在某些方面比传统药物有优势，但是其靶向性过于“专一”，这一问题可以尝试应用药物传递系统解决。

参考文献

1. 廖德发 . 我国骨性关节炎流行病学调查现状 . 微创医学， 2017，12（04）：521-524.

2. CSOBONYEIOVA M，POLAK S，ZAMBORSKY R，et al. iPS cell technologies and their prospect for bone regeneration and disease modeling：A mini review. J Adv Res，2017，8（4）：321-327.

3. WHITNEY K E， LIEBOWITZ A，BOLIA I K，et al. Current perspectives on biological approaches for osteoarthritis. Ann N Y Acad Sci，2017，1410（1）：26-43.

4. KONG L，ZHENG L Z，QIN L，et al. Role of mesenchymal stem cells in osteoarthritis treatment. J Orthop Translat，2017，9：89-103.

5. CALDWELL K L，WANG J. Cell-based articular cartilage repair：the link between development and regeneration. Osteoarthritis Cartilage，2015，23（3）：351-362.

6. ZHANG Z，LEONG D J，XU L，et al. Curcumin slows osteoarthritis progression and relieves osteoarthritis-associated pain symptoms in a post-traumatic osteoarthritis mouse model. Arthritis Res Ther，2016，18（1）：128.

7. GROTHE K，FLECHSENHAR K，PAEHLER T，et al. IκB kinase inhibition

as a potential treatment of osteoarthritis - results of a clinical proof-of-concept study. Osteoarthritis Cartilage，2017，25（1）：46-52.

8. CHILDS B G，DURIK M，BAKER D J，et al. Cellular senescence in aging and age-related disease：from mechanisms to therapy. Nat Med，2015，21（12）：1424-1435.

9. CHEN Y，HUANG J，TANG C，et al. Small molecule therapeutics for inflammation-associated chronic musculoskeletal degenerative diseases：Past，present and future. Exp Cell Res，2017，359（1）：1-9.

出版者后记

Postscript

科学技术文献出版社自 1973 年成立即开始出版医学图书，40 余年来，医学图书的内容和出版形式都发生了很大变化，这些无一不与医学的发展和进步相关。《中国医学临床百家》从 2016 年策划至今，感谢 600 余位权威专家对每本书、每个细节的精雕细琢，现已出版作品近百种。2018 年，丛书全面展开学科总主编制，由各个学科权威专家指导本学科相关出版工作，我们以饱满的热情迎来了《中国医学临床百家》丛书各个分卷的诞生，也期待着《中国医学临床百家》丛书的出版工作更加科学与规范。

近几年，中国的临床医学有了很大的发展，在国际医学领域也开始崭露头角。以北京天坛医院牵头的 CHANCE 研究成果改写美国脑血管病二级预防指南为标志，中国一批临床专家的科研成果正在走向世界。但是，这些权威临床专家的科研成果多数首先发表在国外期刊上，之后才在国内期刊、会议中展现。如果出版专著，又为多人合著，专家个人的观点和成果精华被稀释。为改变这种零落的展现方式，作为科技部所属的唯一一家出版机构，我们有责任为中国的临床医生提供一个系统展示临床研究成果的舞台。为此，我们策划出版了这套高端医学专著——《中国医学临床百家》丛书。

“百家”既指临床各学科的权威专家，也取百家争鸣之义。

丛书中每一本书阐述一种疾病的最新研究成果及专家观点，按年度持续出版，强调医学知识的权威性和时效性，以期细致、连续、全面展示我国临床医学的发展历程。与其他医学专著相比，本丛书具有出版周期短、持续性强、主题突出、内容精练、阅读体验佳等特点。在图书出版的同时，同步通过万方数据库等互联网平台进入全国的医院，让各级临床医师和医学科研人员通过数据库检索到专家观点，并能迅速在临床实践中得以应用。

在与作者沟通过程中，他们对丛书出版的高度认可给了我们坚定的信心。北京协和医院邱贵兴院士说“这个项目是出版界的创新……项目持续开展下去，对促进中国临床学科的发展能起到很大作用”。中国人民解放军第二军医大学孙颖浩校长表示“我鼓励我国的泌尿外科医生把自己的创新成果和宝贵的经验传播给国内同行，我期待本丛书的出版”；北京大学第一医院霍勇教授认为“百家丛书很有意义”。我们感谢这么多临床专家积极参与本丛书的写作，他们在深夜里的奋笔，感动着我们，鼓舞着我们，这是对本丛书的巨大支持，也是对我们出版工作的肯定，我们由衷地感谢作者的支持与付出！

在传统媒体与新兴媒体相融合的今天，打造好这套在互联网时代出版与传播的高端医学专著，为临床科研成果的快速转化服务，为中国临床医学的创新及临床医师诊疗水平的提升服务，我们一直在努力！

科学技术文献出版社

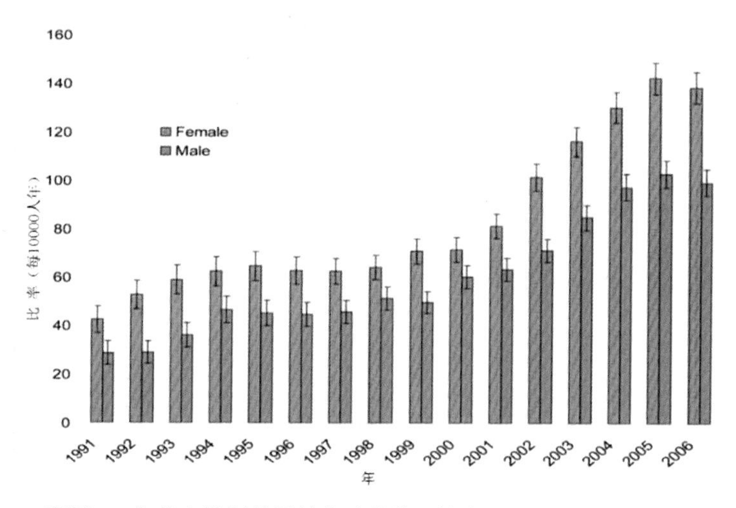

彩插 1　年龄和性别特异性全膝关节置换术比率（见正文 P014）

[引自：SLEMENDA C，BRANDT K D，HEILMAN D K，et al.Quadriceps weakness and osteoarthritis of the knee. Ann Intern Med，1997，127（2）：97-104.]

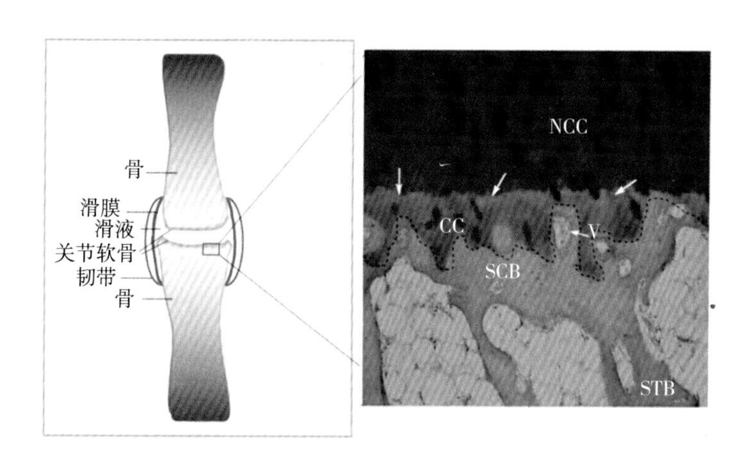

图片显示的是正常患者的内侧胫骨平台骨与骨连接处结构。NCC：透明软骨；CC：钙化软骨；SCB：软骨下皮质骨；STB：软骨下松质骨；V：血管腔；箭头处为潮线；虚线处为骨软骨连接。

彩插 2　正常的关节结构和骨软骨连接（见正文 P019）

[引自：SURI S，WALSH D A. Osteochondral alterations in osteoarthritis. Bone，2012，51（2）：204-211.]

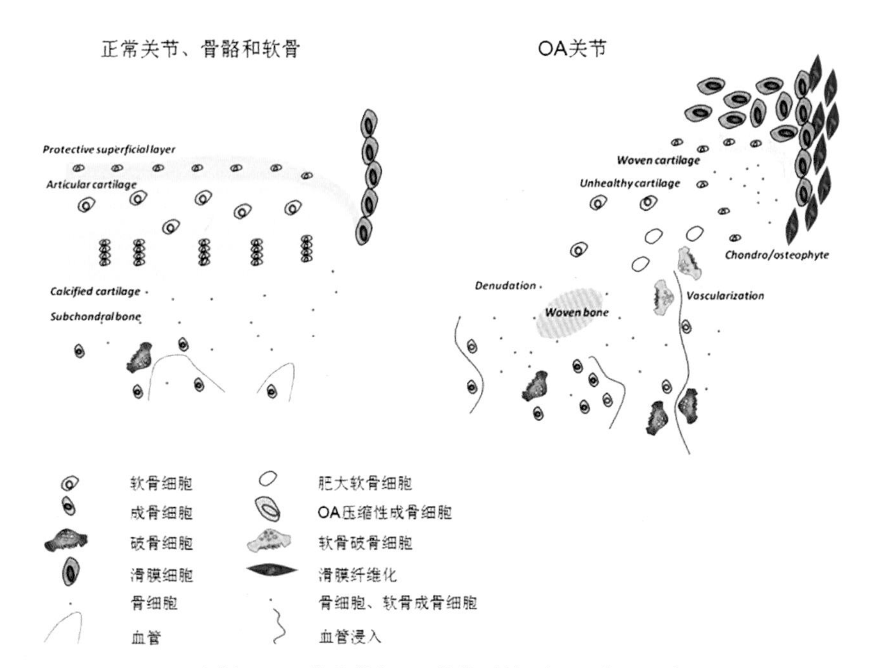

彩插 3　正常关节与 OA 关节对比（见正文 P022）

[引自：KARSDAL M A，BAY-JENSEN A C，LORIES R J，et al. The coupling of bone and cartilage turnover in osteoarthritis: opportunities for bone antiresorptives and anabolics as potential treatments? Ann Rheum Dis，2014，73（2）：336-348.]

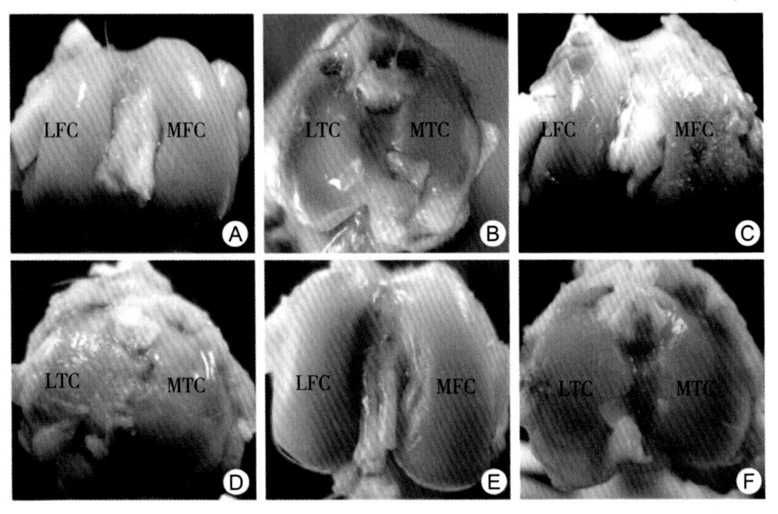

A：Sham 组，股骨远端；B：Sham 组，胫骨平台；C：ACLT+NS 组，股骨远瑞；D：ACLT+NS 组，胫骨平台；E：ACLT+ALN 组，股骨远端；F：ACLT+ALN 组，胫骨平台。从股骨髁和胫骨髁的样本切除具有软骨和软骨下骨的关节组织。MFC，股骨内侧髁；LFC，股骨外侧髁；MTC，内侧胫骨髁；LTC，外侧胫骨髁。

彩插 4　膝关节大体轮廓（见正文 P062）

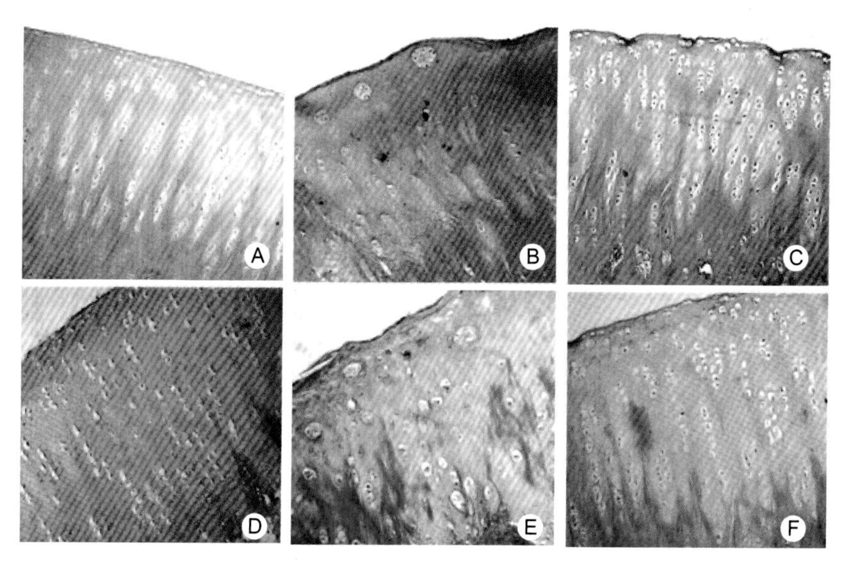

A：Sham 组，HE 染色；B：ACLT+NS 组，HE 染色；C：ACLT+ALN 组，HE 染色；D：Sham 组，番红 O 染色；E：ACLT+NS 组，番红 O 染色；F：ACLT+ALN 组，番红 O 染色。

彩插 5　股骨远端关节软骨组织学结果（200×）（见正文 P062）

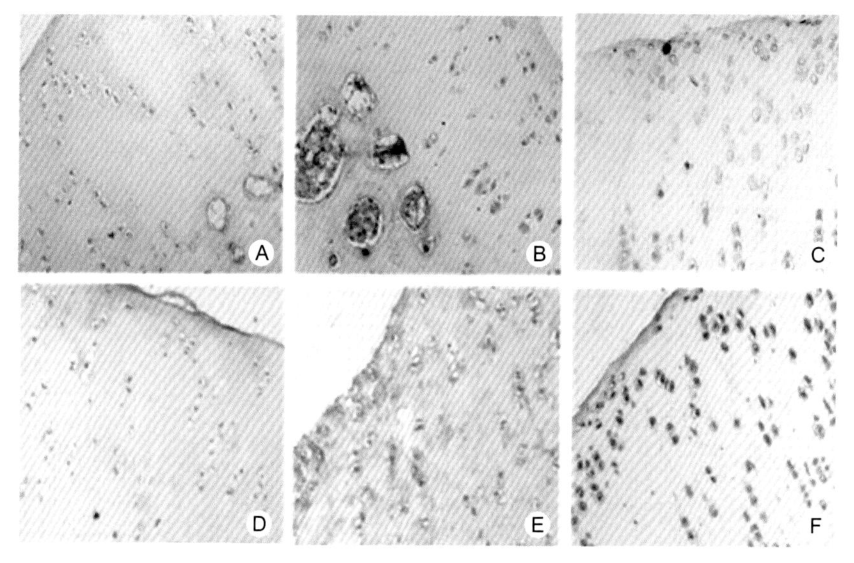

ALN 对软骨损伤区域 MMP-13 与 BMP-2 表达作用。A：Sham 组，MMP-13；B：ACLT+NS 组，MMP-13；C：ACLT+ALN 组，MMP-13；D：Sham 组，BMP-2；E：ACLT+NS 组，BMP-2；F：ACLT+ALN 组，BMP-2。

彩插 6　免疫组织化学分析（200×）（见正文 P063）

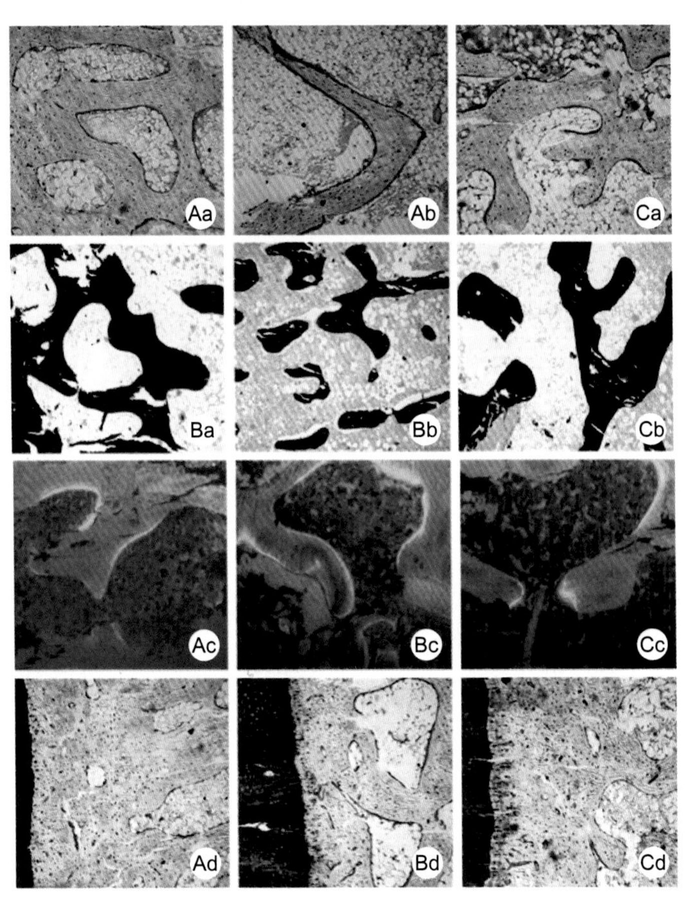

A：Sham 组；B：ACLT+NS 组；C：ACLT+ALN 组；a：软骨下骨 Gemisa 染色；b：软骨下骨 von Kossa 染色；c：软骨下骨免疫荧光染色；d：软骨下骨板 Gemisa 染色。

彩插 7　ALN 对软骨下骨或软骨下骨板组织化学分析（200×）（见正文 P065）

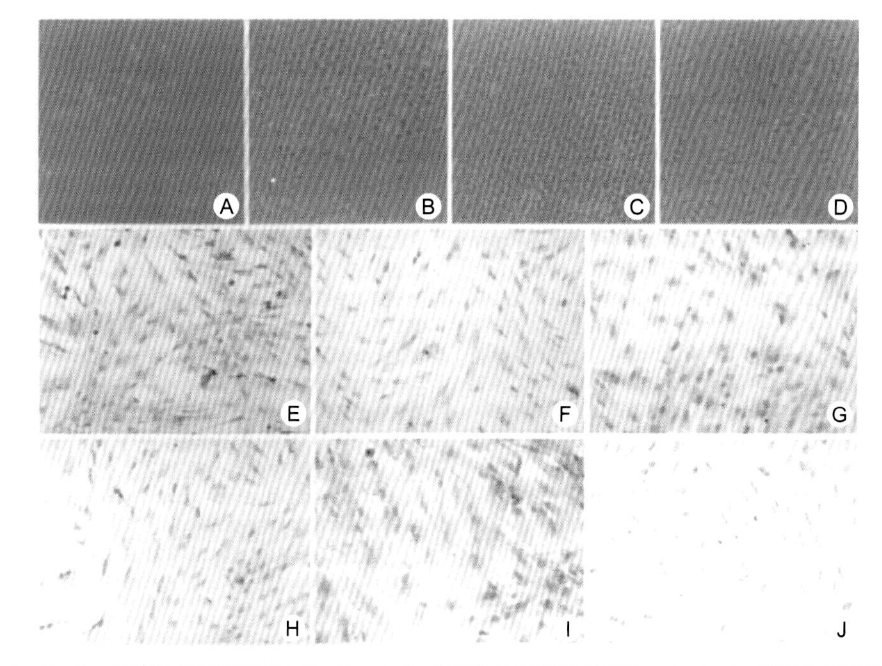

A、E、H：原代软骨细胞培养 3 天；B、F、I：原代软骨细胞培养 7 天；C、G、J：原代软骨细胞培养 10 天；D：第 3 代软骨细胞。

彩插 8　软骨细胞形态学观察（40×）（见正文 P067）

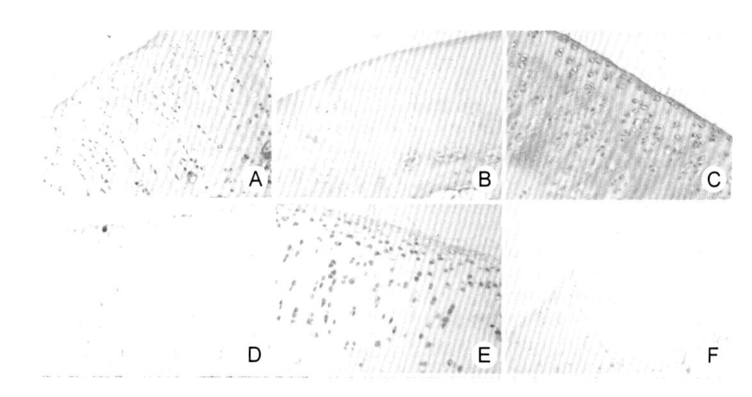

A、D：A2 组；B、E：B2 组；C、F：C2 组。

彩插 9　各组 8 周时Ⅱ型胶原免疫组织化学染色观察（200×）（见正文 P068）

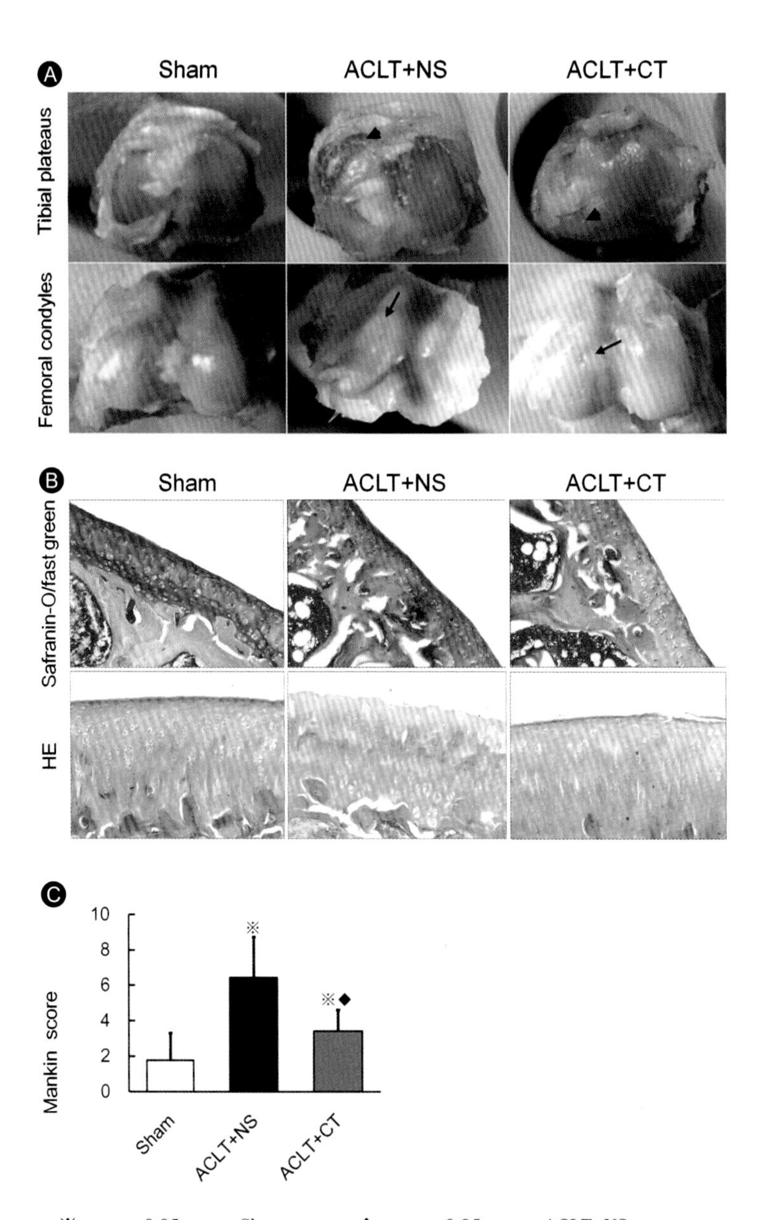

※， $p < 0.05$ versus Sham group；◆， $p < 0.05$ versus ACLT+NS group。

彩插 10 大体观察、番红固绿和 HE 染色、Mankin 评分（见正文 P083）

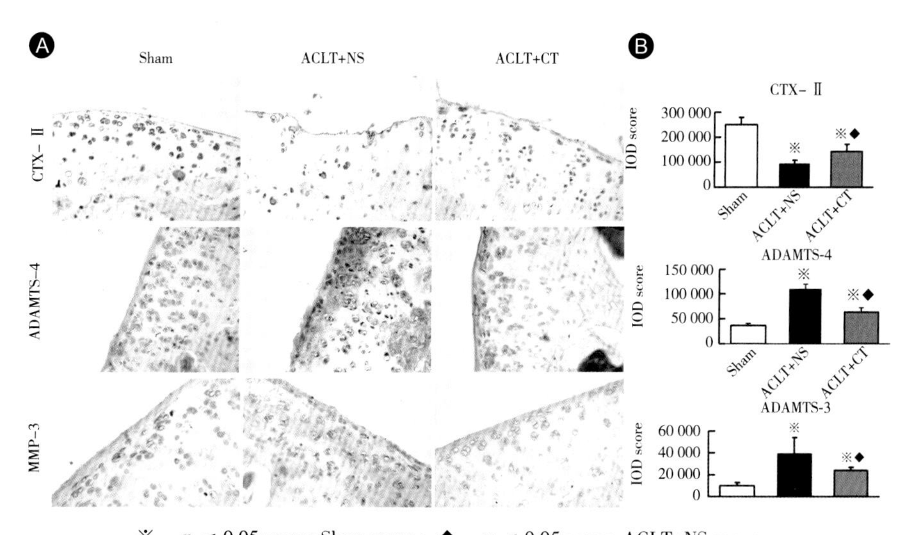

※， $p < 0.05$ versus Sham group；◆， $p < 0.05$ versus ACLT+NS group。

彩插 11　免疫组化染色观察Ⅱ型胶原、ADAMTS-4 和 MMP-3 的表达（见正文 P084）

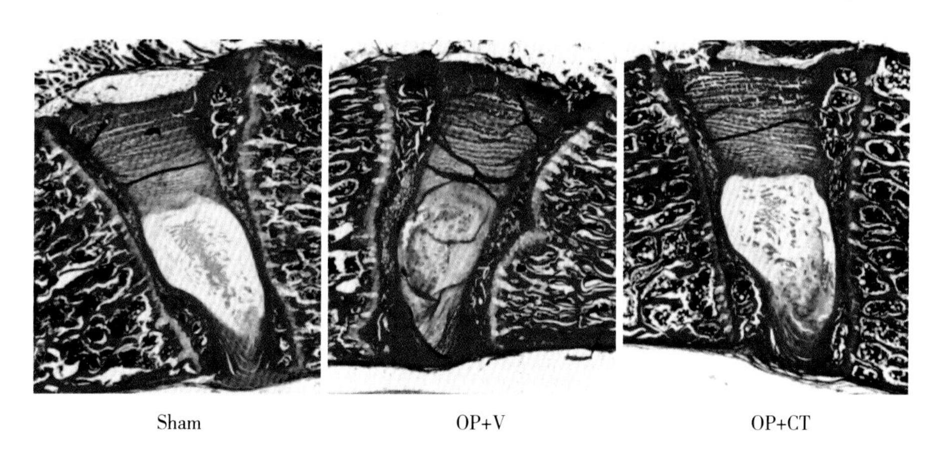

彩插 12　L5-L6 椎体 Van Gieson 染色（见正文 P084）

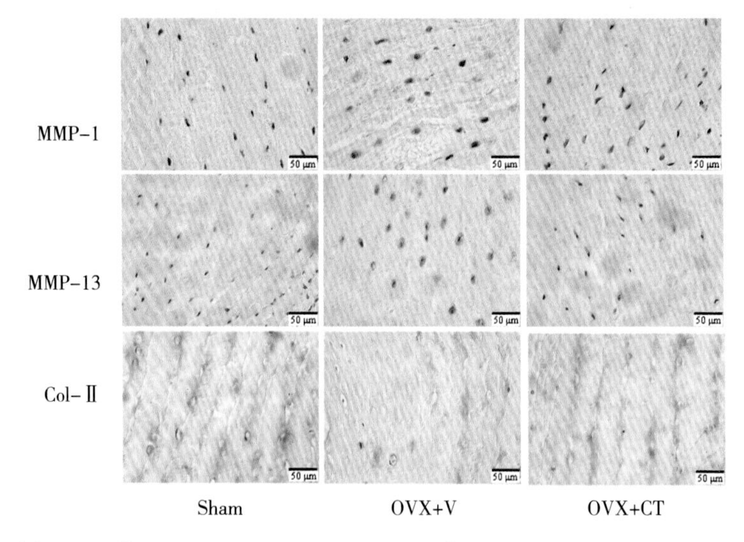

彩插 13 纤维环 MMP-1、MMP-13、Col-Ⅱ免疫组化染色结果（见正文 P085）

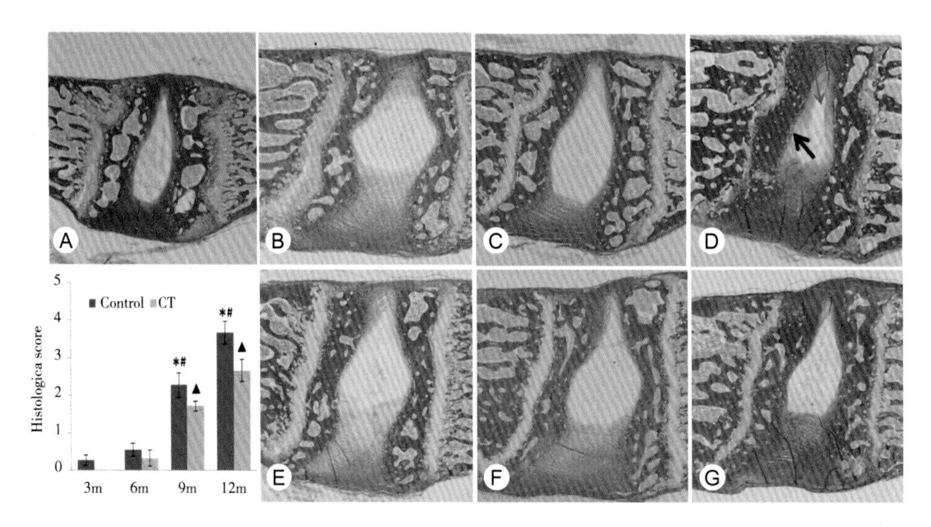

$^{*}P<0.05$，与 3 个月组相比；$^{\#}P<0.05$，与 6 个月组相比；$^{\&}P<0.05$，与 9 个月组相比；$^{\blacktriangle}P<0.05$，CT 组与对照组比较。

彩插 14 L4-L5 椎体 Van Gieson 染色（见正文 P085）

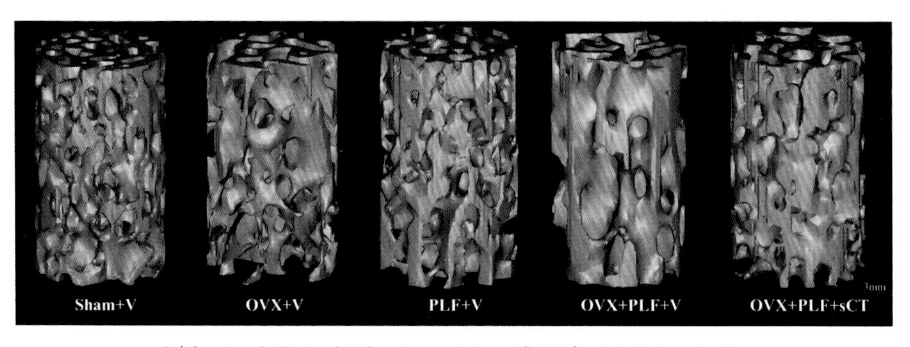

彩插 15 大鼠 L6 椎体 micro-CT 三维重建（见正文 P086）

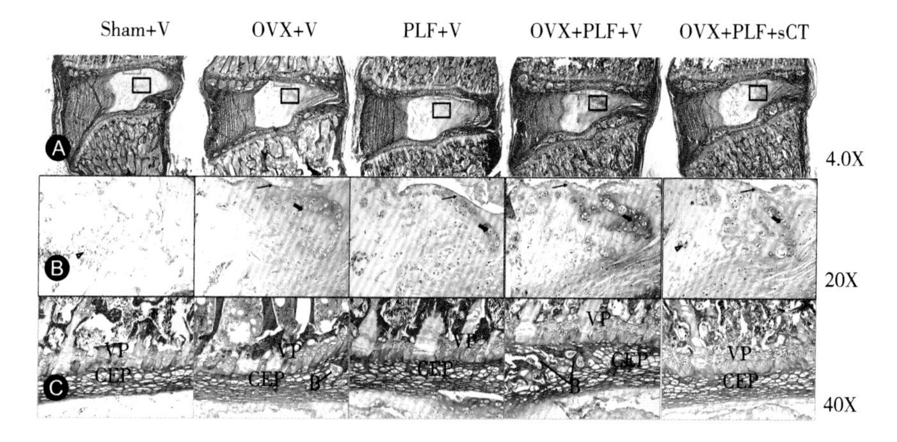

彩插 16　Van Gieson 染色及大鼠腰椎间盘及髓核、软骨终板组织学观察（见正文 P086）

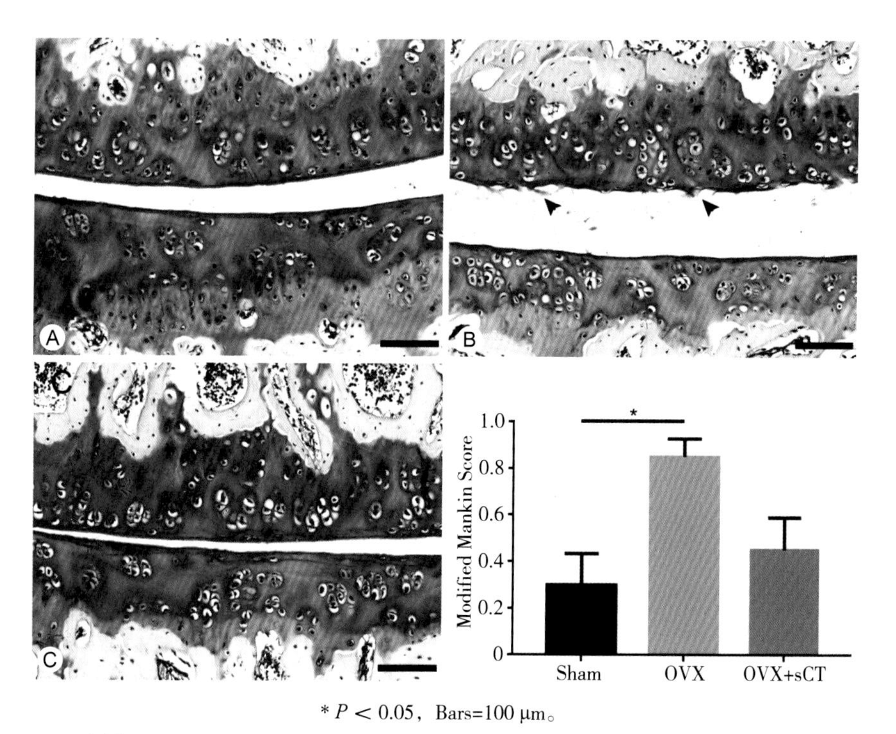

* $P < 0.05$，Bars=100 μm。

彩插 17　大鼠关节突关节甲苯胺蓝染色与 Mankin 评分（见正文 P087）

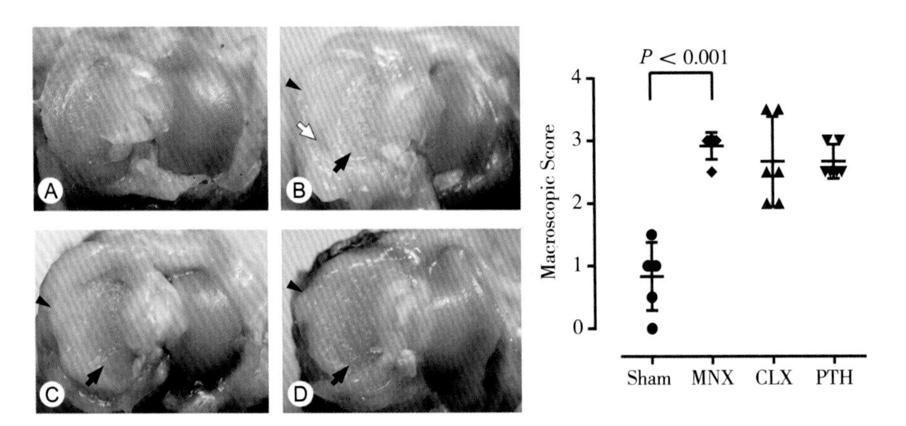

彩插 18　大鼠胫骨平台大体观察与 OARSI 大体评分（见正文 P091）

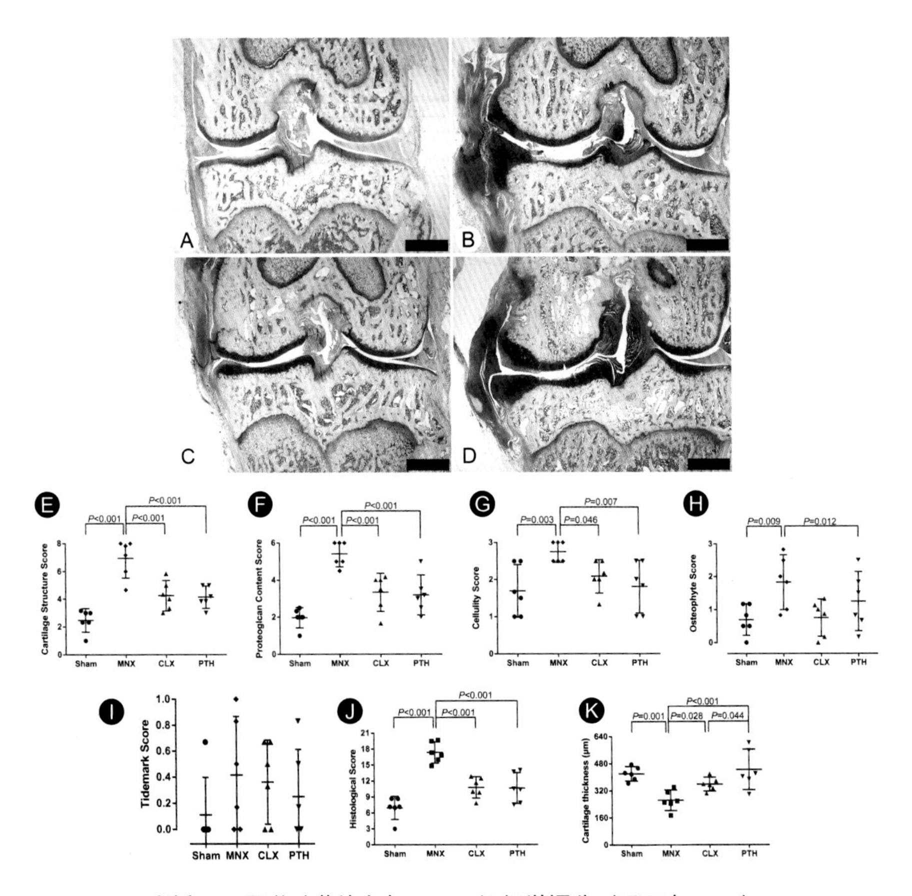

彩插 19　甲苯胺蓝染色与 OARSI 组织学评分（见正文 P092）

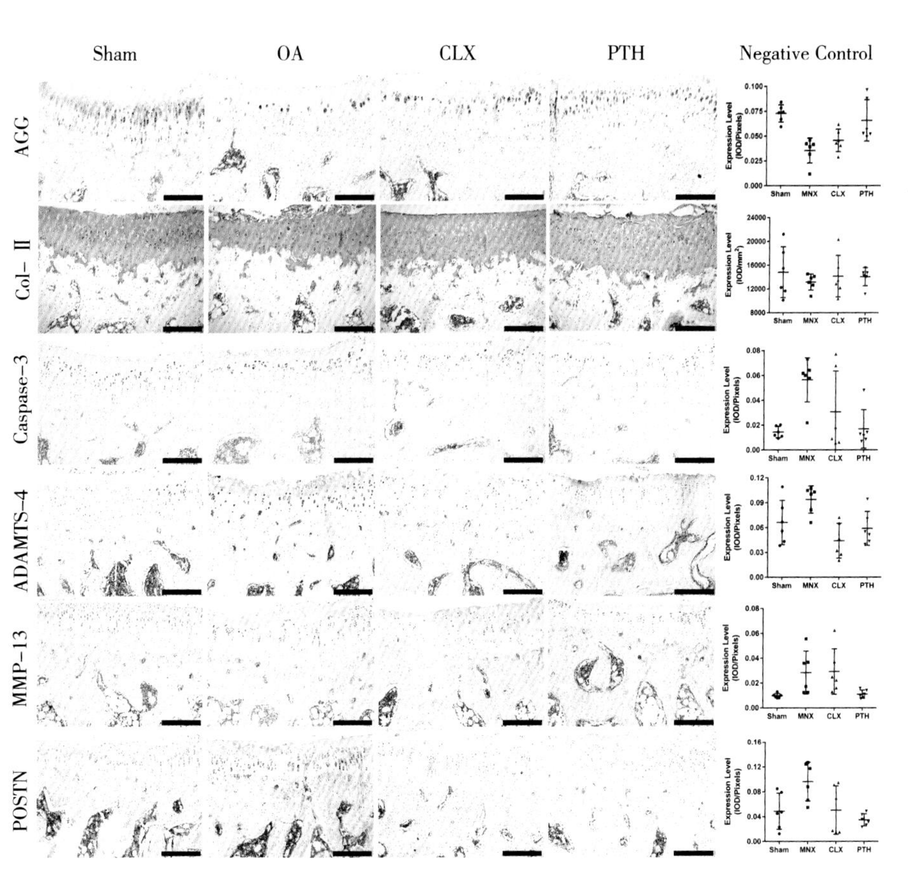

彩插 20　免疫组织化学染色检测 AGG、Col-Ⅱ、caspase-3、ADAMTS-4 和 MMP-13 的表达（见正文 P093）

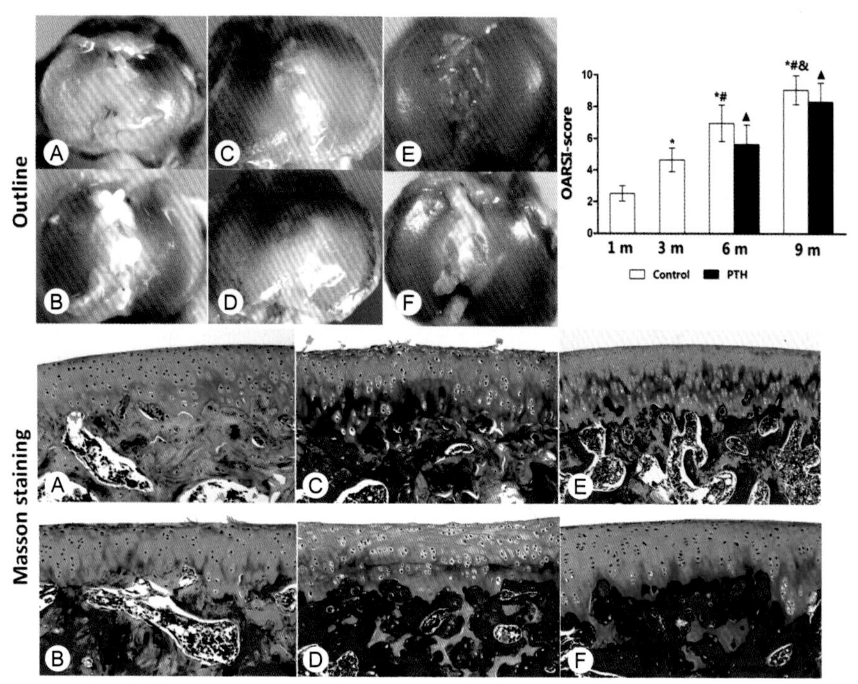

$^{*}P < 0.05$，与1个月组比较；$^{\#}P < 0.05$，与3个月组比较；$^{\&}P < 0.05$，与6个月组比较；$^{\blacktriangle}P < 0.05$，PTH组与对照组比较。

彩插21　豚鼠膝关节大体OARSI评分及股骨远端Masson染色（见正文P095）

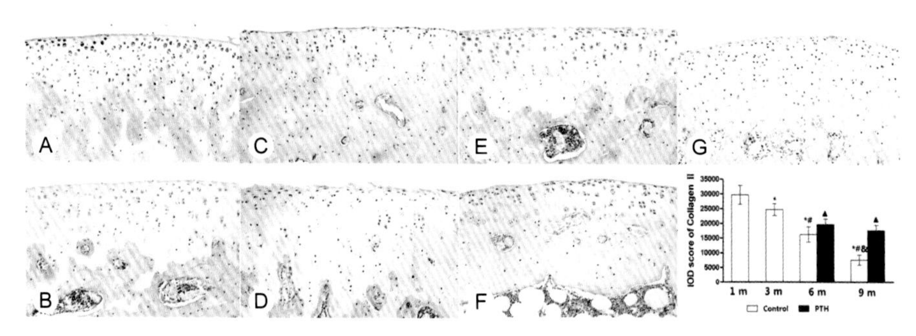

$^{*}P < 0.05$，与1个月组比较；$^{\#}P < 0.05$，与3个月组比较；$^{\&}P < 0.05$，与6个月组比较；$^{\blacktriangle}P < 0.05$，PTH组与对照组比较。

彩插22　Col-Ⅱ免疫组织化学染色及IOD值（见正文P095）

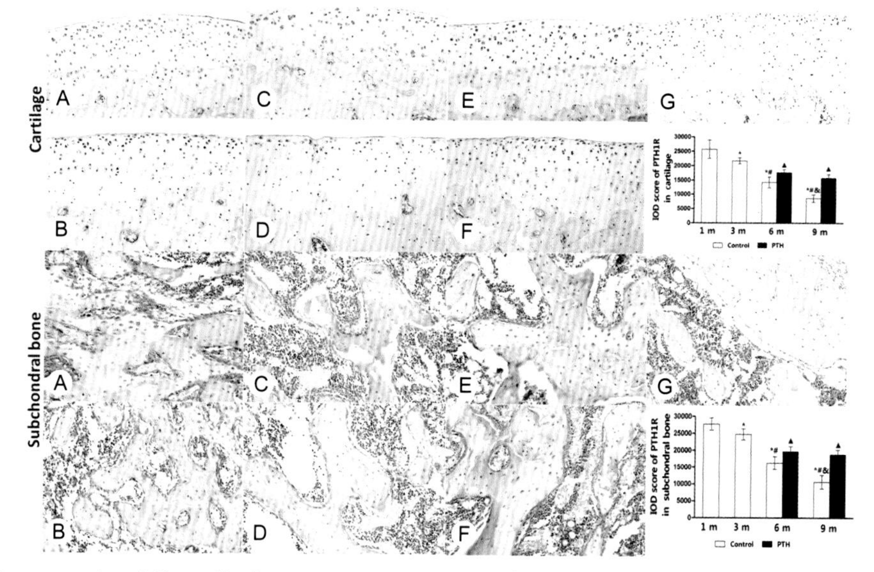

$^{*}P < 0.05$，与1个月组比较；$^{\#}P < 0.05$，与3个月组比较；$^{\&}P < 0.05$，与6个月组比较；$^{\blacktriangle}P < 0.05$，PTH 组与对照组比较。

彩插 23　PTH1R 免疫组化染色结果（见正文 P096）

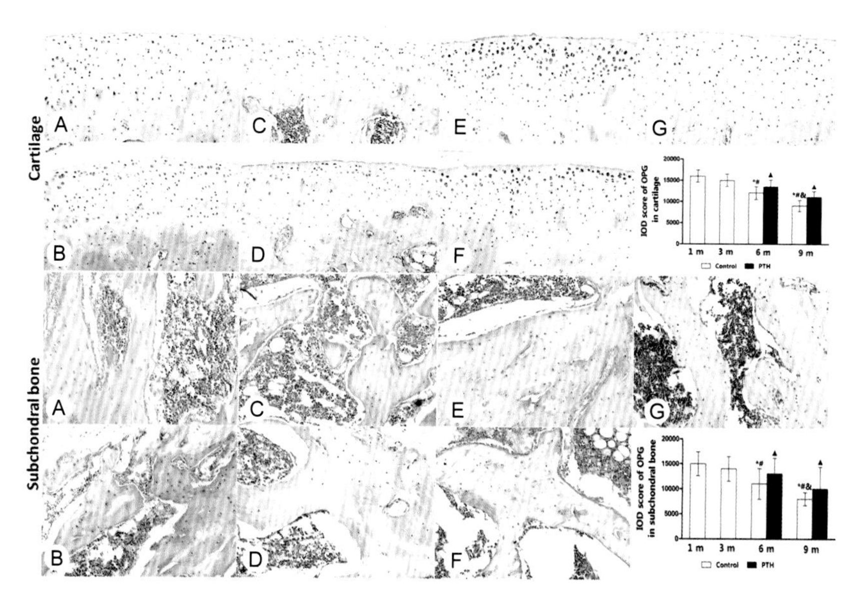

$^{*}P < 0.05$，与1个月组比较；$^{\#}P < 0.05$，与3个月组比较；$^{\&}P < 0.05$，与6个月组比较；$^{\blacktriangle}P < 0.05$，PTH 组与对照组比较。

彩插 24　OPG 免疫组化染色结果（见正文 P096）

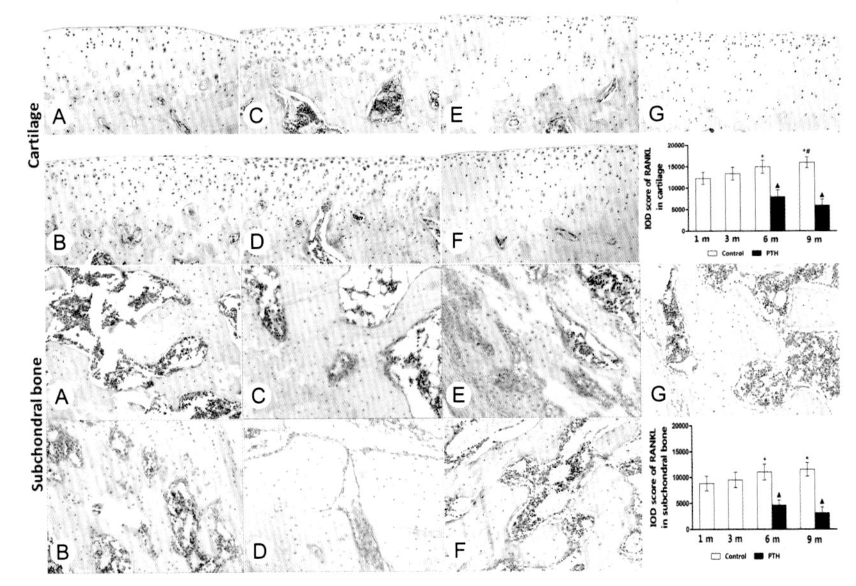

*$P < 0.05$，与1个月组比较；#$P < 0.05$，与3个月组比较；&$P < 0.05$，与6个月组比较；▲$P < 0.05$，PTH组与对照组比较。

彩插25　RANKL免疫组化染色结果（见正文P097）

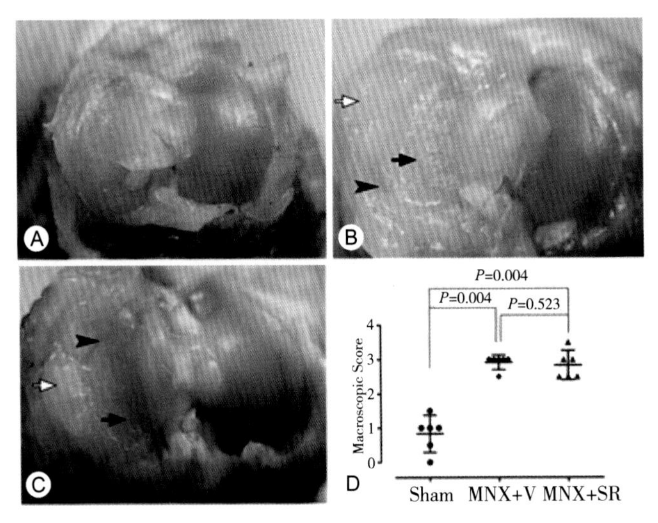

彩插26　豚鼠右侧胫骨平台的大体观察与OARSI大体评分结果（见正文P105）

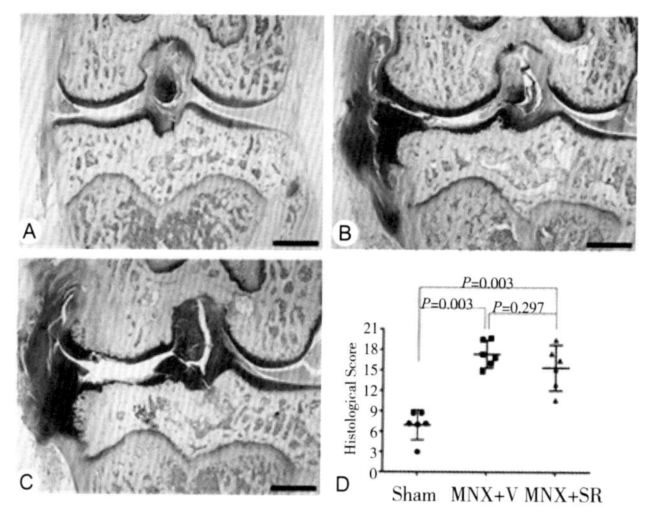

彩插 27　各组膝关节甲苯胺蓝 OARSI 组织学评分（见正文 P105）

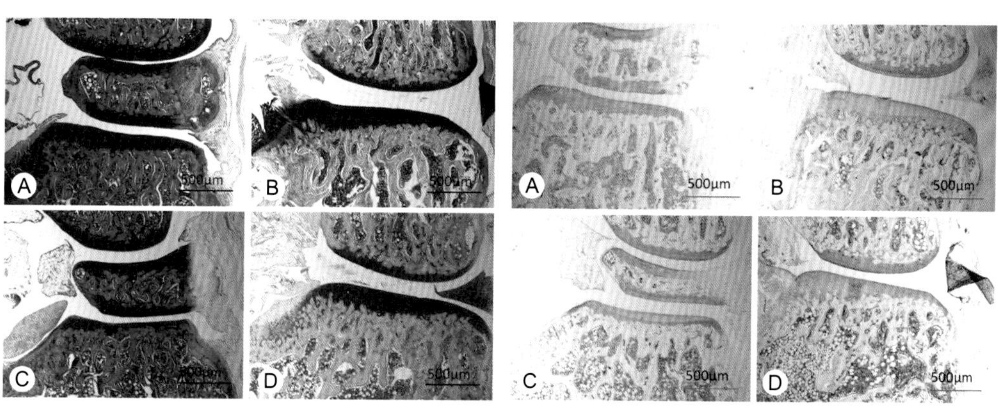

A：Baseline 组；B：Sham+V 组；C：OVX+V 组；D：OVX+RAL 组。

彩插 28　关节甲苯胺蓝染色（40×）（见正文 P122）

A：Baseline 组；B：Sham+V 组；C：OVX+V 组；D：OVX+RAL 组。

彩插 29　关节软骨Ⅱ型胶原免疫组织化学染色（40×）（见正文 P127）

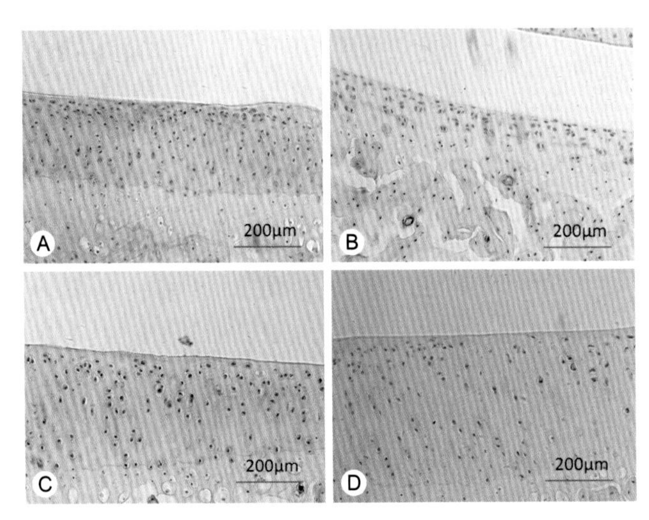

A：Baseline 组；B：Sham+V 组；C：OVX+V 组；D：OVX+RAL 组。

彩插 30　关节软骨 Caspase-3 免疫组织化学染色（100×）

（见正文 P128）

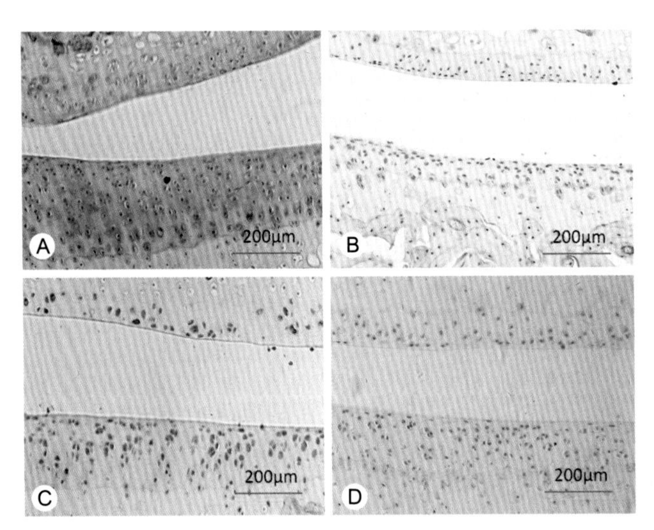

A：Baseline 组；B：Sham+V 组；C：OVX+V 组；D：OVX+RAL 组。

彩插 31　关节软骨 MMP-13 胶原免疫组织化学染色（100×）

（见正文 P128）